JN195690

B型肝炎被害とは何か
感染拡大の真相と被害者救済

岡 多枝子／片山善博／三並めぐる［編著］

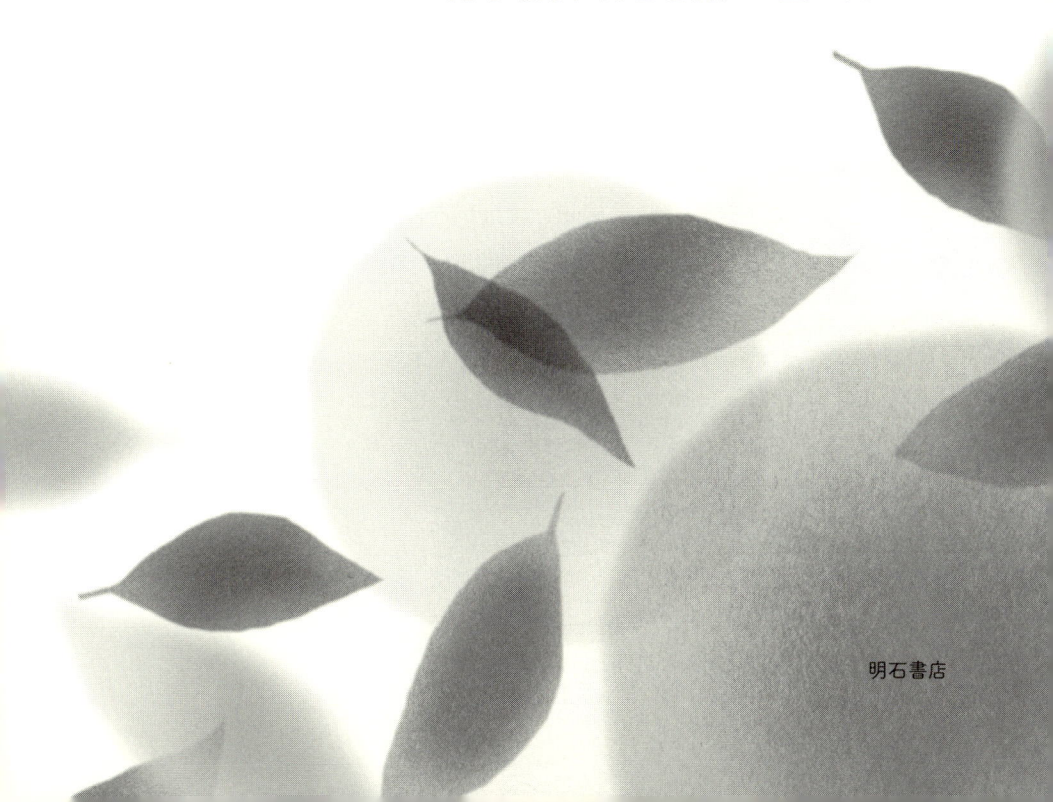

明石書店

まえがき

研究の特色

　本書は、終戦直後から40年間続いた集団予防接種など[1]の注射器具回し打ち（以後、連続使用）でB型肝炎ウイルス（hepatitis B virus：以後、HBV）に感染した方々への全国調査にもとづく研究の記録です。

　「国内最大の感染症といわれるウイルス性肝炎」[2]のうち、集団予防接種が原因でHBVに感染した被害者は40万人以上と推定され、その被害救済と恒久対策の早期実現が日本社会に求められています。中でも、感染被害者（以後、当事者）とご遺族の方々が直面してきた生活困難を明らかにし、支援のあり方を検討することは喫緊の課題となっています[3]。

本書の構成

　本書は、大きく5部に分かれています。まず第1章として、当事者とご遺族から寄せられたお声の一部を載せました。第2章では、B型肝炎被害の概要と、当事者の方々の生活困難を検討しました。第3章では、ご遺族への調査をもとに心身及び経済的困難を分析し、遺族ケアを論じています。第4章では、当事者の方々による出前講義をもとに教育の効果と可能性を検討しました。第5章では、座談会による調査結果の読み解きと研究課題を話し合いました。また、巻末にはアンケート調査に用いた質問紙を掲載しました。

---

　[1]　予防接種だけでなく結核検診を含む。以後、集団予防接種。

　[2]　厚生労働省「政策レポート・肝炎対策について」

　[3]　感染被害に関する先行研究では、①HBV感染判明時の医療現場での不十分な対応、②医療現場や公的機関、職場などでの社会的排除、③肝炎の進行による深刻な被害が報告されています（岡・三並2013）（岡・三並・張2012）。

4

質的・量的調査

研究は、インタビューによる質的研究（KJ法[4]）とアンケートによる量的分析の「複眼的」方法で行い、被害実態を多角的に検討しました[5]。

研究期間は2013年から2016年3月までの3年間です。

1年目は、研究者が各地（北海道、東北、北陸、関東、甲信越、東海、近畿、山陰、中国、四国、九州）に赴いて当事者とご遺族の皆様にインタビューへのご協力をいただき、厚生労働省などに研究報告を行いました。

2年目は、その結果をもとにアンケートを作成し、弁護団を通して当事者とご遺族の皆様に郵送していただき、無記名でのご返送をいただきました[6]。

3年目には、AMED（国立研究開発法人日本医療研究開発機構）や学会などで研究発表を行い、被害救済と再発防止に関する提言を行いました。

「当事者参画」による研究

研究は研究者だけでなく、当事者とご遺族及びそれを支える弁護団、肝臓専門医にも加わっていただき「当事者参画」によって行いました。

また、高校や大学でB型肝炎の理解を深める講義を行い、偏見・差別の除去や肝炎検査を呼びかけるとともに教育内容や教育効果を検討しました。

KJ法による質的研究

研究では、HBV被害の状況を深くとらえるために、KJ法を用いた質的研究を行いました[7]。実施に当たっては、複数の研究者と肝臓専門医・弁護士らで複数

---

[4]　川喜田二郎（1986）および38頁脚注[7]を参照。

[5]　隣接研究分野でもHIV感染に関する医師からの告知の遅れ（関ら2000）や差別不安による自主規制（瀬戸2001）、自助グループの形成（田辺2008）や薬害肝炎訴訟（薬害肝炎全国弁護団2012）、などが報告されています。

[6]　本書中の図表は、注記があるものを除き、アンケート等より執筆者が作成したものです。

[7]　本書に掲載したKJ法の各図は、実際に使用したものを掲載しているため、本文とは字

回の検討を行うとともに、当事者団体代表者の方々の承認と参画を得ました。

研究倫理に関する配慮

　調査研究は、日本福祉大学での研究倫理審査を受けて承認された後に実施しました。インタビューは、調査目的と倫理的遵守、自由意志による参加などに関する文書及び口頭での説明を行い、了承を得て同意書に署名をいただいた上で実施しました。また、アンケートは、回答者の匿名性の保持のために、①各地の弁護団から郵送していただき、②無記名式調査票とするなどの倫理的配慮を行いました。

　また、実際のアンケート内容は、巻末に資料として掲載しました。

句の異同があります。また、各島の内容は可読性を高めるために、それぞれ後続頁に別途拡大掲載しました。

第1章
B型肝炎被害者の声

　HBV感染被害の実態を明らかにするアンケート調査では、多くの方にご協力をいただきました。自由記述欄では、これまでのご経験やご病状など、たくさんのお声をいただきました。皆さまに共通していることは、身体的にも精神的にも、そして社会的にも経済的にも、大変辛い経験をされてきたことです。国や社会への要望や願いもありました。調査結果の分析や考察に先立ち、自由記述の一部を紹介させていただきます[*1]。

1　予防接種と幼少時・青年期の経験

　幼少時に受けた集団予防接種の記憶や、学校生活での経験に関するお声の一部です。

> 　注射嫌いで、保育園の予防接種を逃げ回り、大好きだった保母の先生になだめられて受けました。あの時拒み続けていれば、感染を防ぐことができたように思いますが、先生を恨む気持ちはありません。

> 　学校の献血で感染がわかりました。先生から『他の人と違う結果の人はいないだろうなあ、もしそうだったら大変なことになる』と言われ、何も分からないまま、恐怖で胸がはりさけそうでした。

[*1]　個人情報保護等の観点から一部の表現を改めています。

　校長先生や先生方、母が同席する中で、保健の先生からB型肝炎を理由に『修学旅行に連れていけない』と告げられました。専門病院で、『日常生活で他人に感染させることはない』との診断書をもらい修学旅行に行くことができました。その時の医師から感染予防の方法と『偏見が多いので家族以外に言わなくて良い』と教えてもらいました。患者や家族・医療関係者だけでなく、学校関係者にも正しい知識を得ていただきたいと思います。

　学生時代に肝炎が重症化して入院しました。夢をあきらめ、中途半端な人生となってしまいました。結婚はしましたが、子どもにワクチン接種させる心苦しい思いをしました。その後、資格を取得して仕事をしておりますが経験が浅いため年齢に見合う役職もなく、残念に思うことが多くあります。闘病で失った若い頃の経験不足は今の生活に大きく影響を及ぼしています。遅れた時間を取り戻すために早くこの問題を解決して、前向きに歩んで行きたいと思います。

　学校の献血でHBV保持者と知りました。初めて医療機関を受診した際に、看護師の『あの人かわいそうB型肝炎だって』という声が待合室まで聞こえて、大きなショックを受けました。誰にも相談できず、病院へ行くのもつらくて足が遠のきました。学校の授業でも、医療従事者の『針刺し事故』による肝炎発症や、『怖い病気だ、感染者の割合からするとこの教室内にもいる』と聞き、身のおき場もないつらさを経験し、思いつめておりました。

　大学合格を喜び、希望に満ちて入学した直後に感染を知らされ、大変ショックでした。病気の詳しい情報もなく、『発症する可能性は低い』という医師の説明を信じていました。しかし、社会生活を歩み始めた直後に、恐れていた肝炎が発症し、以後、闘病が続いています。

2　就労と治療、身体的・精神的・経済的負担

闘病に当たって職場の人間関係や収入と家庭生活などについても、ご苦労されているお声をお聞きしました。

> B型肝炎と医師から告げられ、寒風の中を駅まで歩いた日のことは一生忘れることができません。職場の上司や同僚から、不当な差別を受けて、生きる望みを絶たれた気がしました。

> 肝炎から肝硬変、肝ガンと進行して、人生が大きく狂いました。30代でキャリアとわかり、人生や仕事に消極的になりました。40代に肝炎を発症し、治療のため通院や入院、仕事や将来への不安など、辛いものがありました。出張の度に病院との調整が必要となり、同僚にも多々迷惑をかけました。

> 働き盛りで入退院を繰り返し、インターフェロン治療など、まともに勤務できない状況でした。昇進していた管理職ポストを返上して部署異動、収入が40%近く減り、治療費負担で経済的・精神的に追い詰められ、以降、思い切り笑ったことはありません。

> 肝がんになり、幸い早期発見と薬の進歩で発症を抑えていますが、いつ再発するか不安です。3度の長期入院で給料もボーナスも人並みにもらえず、昇進は望めません。収入減で、老後が不安です。

> いちばん辛かったのは、肝がん発症後に職を失ったことです。会社のオーナーからバッシングやいじめがあり、辞表を出した時のオーナーの嬉しそうな顔が忘れられません。

> 職場の健康診断で、上司が勝手に血液検査報告を開封し、大声でみんなの前で結果を言われ、湯のみ茶碗などは別に洗う様に言われました。

職場の健康診断で血液検査の結果、解雇されました。上司から偏見の目で見られ、食品関係の仕事のため、傷を作ると大変でした。

将来は不安の一言です。病気の悪化や医療費の不安、住居（マンション購入は無理、賃貸はいつ追い出されるか、保証人問題）、体が動かなくなった時の心配があります。

3　パートナーや家族との関係

家族や結婚、親戚との関係でも大変なご苦労をされています。

恋人にワクチン接種を断わられ、別れたこともありました。結婚時に先方の家族から、『親戚に内緒にしてほしい』と言われ、結婚相手の上司には、結婚を反対されました。

私の病気のことを、親きょうだいがどう思っているのか、怖くて本音を聞けません。感染のことを考えると、結婚も気が引けてしまいます。たとえ結婚しても子どもは無理だと思います。相手や子どもへの感染が心配です。

一番辛かったのは、家で食器やタオル、洗濯を別にされたこと、孫と思いきり触れ合えないことです。身内や知り合いに感染を知られないため、話をしなくなりました。

病名が判明して夫婦は別居状態になり、アンケートに答える最中も涙が流れます。B型肝炎は家族と主治医以外は秘密にしています。親きょうだいも他界して心を明かす機会もなく、子どもに感染させたことを毎日苦しんでいましたが、アンケートに書かせて頂いて少し気が楽になりました。

4　自分と子ども──母子感染

　出産に際して母子感染への苦悩や、医療機関での差別的な扱いを受けた女性も少なくありませんでした。

> 　妊娠時に、医師から『うちでは絶対に出産できません』と言われて、初めて病気の重大さに気づかされ、専門病院でしか出産できないことを知り、ショックでした。

> 　出産した病院で差別を受けて悲しかったです。赤ん坊のミルクやオムツは他の人と別にする様に言われ、看護師も近寄ってくれませんでした。B型肝炎もよく分からない中で出産の不安と病気の不安でいたたまれず、さらし者にあった様な日々でした。

> 　出産時は、破水や血液が心配だと、分娩台で一晩眠れない夜を過ごし、肝炎は人から嫌がられると思い知らされました。看護師は私が食べた食器を、偏見の目で汚れたもののように見て、『自分で片付けるように』と言われました。

> 　病院で出産後、シャワーやトイレも他の方と同じように使わせてもらえませんでした。役所に助成の手続きに行けば『B型肝炎』と、大きな声で繰り返され、職員に何度も顔を見られて苦痛でした。病院の待合室で病名を大声で言う職員もおり、差別と教育不足を感じます。感染した子どもに、成長するまで病名を告げられません。もっと子どもを産みたかったのですが、あきらめました。

> 　子育ても身体がしんどくて遊んでやれず、週3回の通院につきあわせ本当にかわいそうなことをしました。鉛の様な重だるさと格闘して泣いていました。私の人生には、B型肝炎がいつもついてまわっています。しんどいけ

ど他の人には病名も言えず、疲れやすく気力も欠けてしまいがちです。肝炎さえなければと何度も思います。

ママ友から『うつるかもしれないから、食べ物はさわらない方がいいよ』と言われ、他の子どもに感染させるのではと恐怖でいっぱいになり、この病気がなければこんな辛い思いをしないのにと、どこにもぶつけられない怒りがこみ上げてきました。

健康診断で母の感染がわかった時、家中大騒ぎになりました。『ウイルス感染＝死』と考えた母は遺書を書いたり、離婚を考えたり半狂乱でした。その上、私にも感染させたことに深い罪悪感を抱えていました。

子どもへの感染を知り落ち込みましたが、私が子どもにしてあげられるのは『証明する』ことだと、提訴を決意しました。子どもの将来、就職、結婚に支障があるのではなど、心の奥深くに精神的苦痛と負い目があり、心配と申し訳ない思いで一杯です。

B型肝炎と死ぬまで闘わなければならない人生、挙句に愛する子ども達まで母子感染、同じ辛い人生を過ごすのかと本当に悔しく、申し訳ないです。病院では白い目で見られ、子どもが手術する時に、医師から胸をえぐられる『糞より汚い』の言葉、一生忘れません。私達は好きでこの病になったのではありません。国の落ち度で人生が狂い、家族も巻き込んで精神的、身体的、経済的に三重苦の中で、提訴も病に鞭打ってきました。国に、一日も早く解決することを願います。

B型肝炎は赤ちゃんのときにうつるとウイルスの持続感染者（キャリア）になる確率が高いため、WHO（世界保健機関）が指示するように、日本でも子どものワクチン接種を強く望みます。私は今、がんになる不安や、人にうつす恐怖と闘い、訴訟の不安の中で生きています。

5　病の進行と死への不安

病状による心身の苦痛や死への恐怖など、終わりの見えない苦悩も聞かれました。

> 感染のことは家族にしか言えず、周囲に隠しています。医師から『急に肝がんになることがある』と聞いて不安な上に、検査費も家計を圧迫しています。まだ国と和解ができていないので、早く解決してもらいたいです。

> Ｂ型肝炎と分かった時は死の一歩手前で、本当に恐かったです。数年間は、うつ病状態になりました。検診はいつも進行の不安で一杯ですが、相談出来る専門医がいません。

> HBVキャリアと分かったときは死刑宣告されたようで、将来への不安しかなく自殺も考えました。

> 同じＢ型肝炎の方が他界されると不安になります。病気の辛さや苦しみはとうてい言葉に表しきれるものではありません。

6　遺族としての思い

Ｂ型肝炎で大切なご家族が亡くなられた方々からの悲嘆も多く聞かれました。

> Ｂ型肝炎で母と兄を亡くしました。なぜこんなことになってしまったのか、日々苦しい思いと悲しみでいっぱいです。私自身もＢ型肝炎キャリアで、不安で仕方ありません。残された者は本当につらく、苦しんでいることを国に知ってもらいたいです。

夫が「余命1年」と医師から宣告され、僅か半年あまりで逝ってしまいショックでした。人生の終末期にもっと夫と話しをしておきたかったという後悔に苛まれています。

母は、HBVによって肝硬変になり、今年亡くなりました。良く働く元気のいい母で、このような病気になるとは思いもしませんでした。亡くなる前は病気が進行してとてもかわいそうでした。私も感染しており、知った時はショックでしたが母を恨んだことはありません。幸せに暮らせるはずの時間を失った母や、亡くなった方々の思いを国は考えてほしいです。

母子感染した子どもが、高校生で亡くなりました。もう一度、私の手に子どもを返して下さい。そして話をしたい、一緒に買物に行きたい、食事をしたい、コンサートに行きたい、花嫁姿が見たい、そして孫に会いたいです。

7 未来と期待

自らも治療を続けながら、当事者としての国への要望や、社会への願いも語られました。

ウイルス性肝硬変や肝がん患者への医療費助成制度創設に関する100万人署名を親戚や友人、同級生にお願いした時に、多くの方から、「知人や身内に肝臓がんで他界した人や闘病中の人がいる」と聞かされて大変驚きました。

同級生に再会した時に、「実は自分もウイルス性B型肝炎から肝硬変で、毎月通院治療を続けて20年以上になるが、医療費助成のことを知らなかった」と聞きました。国民病とまで言われるウイルス性B型肝炎について、もっとテレビなどで広報し、誰もが身近に認識できるようにすべきだと思い

ます。

　和解金は今までの医療費にしかならず、今後必要な費用がありません。そのため必要な治療も先に延ばしています。国はせめて治療費を保障してほしいです。偏見は無くならないと思いますし、病気が完全に治らない以上、国にはもっと考えて欲しいです。

　今後、再発や悪化のリスクの下で生きてゆかねばなりません。同じ思いの方が全国に多数いて、治療効果が思わしくない方もたくさんいます。国は一刻も早く賠償を行うとともに、有効な新薬開発と治療補助、予防対策を充実してください。

第2章
Ｂ型肝炎被害とは何か

1　集団予防接種によるＢ型肝炎ウイルス感染

❖………Ｂ型肝炎

　Ｂ型肝炎はＢ型肝炎ウイルス（HBV）による垂直感染[*1]、および水平感染[*2]によって引き起こされる肝臓疾患です。HBVはヒトの未熟な肝細胞で増殖する為に、乳幼児期[*3]に感染すると持続感染者（carrier：キャリア）となることがあり、うち約10％の人が思春期以降に慢性肝炎、約1〜2％の人が肝硬変や肝がんを発症するといわれています。

　日本では1948（昭和23）年から1988（昭和63）年までの40年間にわたって、集団予防接種[*4]で注射器具（筒や針）の連続使用が行われ、それによって、HBVの感染が拡大したのです。

　欧米では既に安全管理を行っていたこの時期に、日本では注射器具の連続使用による集団接種を長期間続けた上に「WHO勧告」に応じない等の複合的要因が被害を広げたのです。

　なぜこのようなことが起きてしまったのでしょうか。

[*1]　母児間の感染mother‐to‐child transmission :MTCT、以後、母子感染。

[*2]　注射器具の連続使用や輸血、性感染等。

[*3]　概ね0〜6歳。

[*4]　ツベルクリン反応検査、BCG接種、インフルエンザや百日咳等の予防接種を含む。

❖⋯⋯集団予防接種における注射器具の連続使用

第2次世界大戦直後の日本は、海外からの引揚者や疎開の解除による人口の大移動、食糧難による栄養失調や不衛生な環境などが重なり、感染症が大流行して多くの患者や死者が出ていました。

当時、日本の占領政策を進めていたGHQ（連合国軍最高司令官総司令部）は、日本政府に社会防衛の強力な推進対策として、集団予防接種の強力な実施を指示しました[*5]。これを受けた厚生省（当時）は、1948（昭和23）年に「予防接種法」を制定し、罰則（3000円以下の罰金など）つきの強制的な集団予防接種をスタートさせました。

予防接種だけではなく、栄養状態や衛生状態の改善もあって伝染病は急減しました。しかし、注射器具の連続使用など、欧米にくらべてはるかに低い医療水準の予防接種であった為に、B型肝炎をはじめ深刻な健康被害[*6]を招きました。

以下に、B型肝炎訴訟の概要を記します。

❖⋯⋯B型肝炎訴訟

B型肝炎訴訟は1989（平成元）年、札幌地方裁判所に5名の患者が、「乳幼児期に受けた集団予防接種等とHBV感染被害との間に因果関係がある」として提訴したことに始まります。しかし、2006（平成18）年、最高裁で原告勝訴の判決が下されるまでに17年という長い歳月がかかりました。その後、2011（平成23）年、B型肝炎訴訟に関する「基本合意書」の締結及び国による謝罪を経て、厚生労働省は2012（平成24）年に、「集団予防接種等によるB型肝炎感染拡大の検証及び再発防止に関する検討会（以後、検証会議）」を設置しました。

---

* 5　厚生労働省（2014）8-9より。

* 6　早い時期での予防接種禍には、1948（昭和23）年に京都、島根で計98名の乳幼児の生命を奪った「ジフテリア禍」があります。

❖………検証会議

検証会議では 2013（平成 25）年に、「国の体制や制度の枠組み、具体的運用等に課題があったことから、B 型肝炎訴訟にある B 型肝炎の感染拡大を引き起こした」などとする報告書をまとめました。報告書にはまた、和解した HBV 感染被害者（回答 1311）及び遺族（回答 103）を対象とした質問紙調査の結果も掲載されています。

検証会議の報告書によると、被害者は、闘病生活において仕事の変更（退職や配置転換、転職の計 24.1%）を余儀なくされ、収入減少（約 7 割）が生じ、他方、民間保険への加入拒否（27.3%）、医療現場での不適切な対応（16.8%）などを経験していました。さらに、重度の肝硬変や肝がん患者は、通院や入院に年間 20 ～ 30 日を要しています。また、①同一日時・同一会場での集団接種、②罰金を伴う国民への義務規定、③40 年間（昭和 23 ～ 63 年）に及ぶ注射器具の連続使用、④国際水準（WHO）への不対応が、複合的に被害を拡大させた状況が浮上します。ここで先行研究の知見に触れておきたいと思います。

❖………先行研究

集団予防接種等による HBV 感染被害に関する先行研究は寡少であり、僅かに検証会議の被害調査結果を対象とした質的研究などが報告されているに過ぎません。それによると、①HBV 感染判明時の医療現場での不十分な対応、②医療現場や公的機関、職場などでの社会的排除、③肝炎の進行・重篤化によって生命を奪われる被害者の増加など深刻な被害が明らかにされています。重度の肝硬変や肝がん患者は、年間 20 ～ 30 日の通院や入院を要しています。本研究課題の隣接分野でも、ウイルス性感染症による感染者や患者が遭遇する生活困難が報告されています。

例えば、HIV 感染被害者は、感染に関する医師からの告知の遅れ、日和見感染症や肝臓疾患などの健康被害、差別不安由来の生活行動自主規制などを余儀なくされています。また、HCV 感染者も、身体的及び精神的苦痛と偏見・差別への恐れ、長期療養の継続に関連する困難性や経済的負担を抱えています。このよ

うな感染症者の困難は、ハンセン病者が受けた、感染力の強さや重篤な症状に至る疾患に起因する強烈な社会的排除や、セルフ・スティグマに通底する困難でもあります。しかし同時に、HIV感染者や患者による自助グループの形成や、HIV陽性者運動による画期的な治療促進、「沈黙を超えて」起された薬害肝炎訴訟などのように、当事者活動・支援者が健康被害の救済や再発防止を求めて活動した事例も報告されています。

　こうした状況の中で、私たちの研究は始まりました。

2　調査から

❖………インタビュー調査（質的研究）

　2013年10月〜2014年4月に、全国B型肝炎訴訟原告団・弁護団の協力を得て、半構造化によるインタビュー（面接）調査を実施しました。全国各地のHBV感染被害者のうちで、性別や年齢、病態や就労形態などに偏りがなく、被害の典型的な方（重篤な肝硬変・がんで入退院している方、体調と職場の無理解でやむなく退職した方、母子感染した方など）を人選していただき、協力を得られた111名の方を対象としました。調査項目は本研究目的に照らし、また検証会議やHCV被害調査を参考にして、「感染判明当初の状況と現在の病態、医療機関や治療の状況と医療費負担、就労や家庭など生活上の困難、国や社会への要望」などから構成しました。データの収集は、全国31カ所の会場（大学、法律事務所、会議室など）に研究者が出向いてインタビューを行い、ICレコーダーを用いて録音しました。

　インタビュー調査は、男性が50名（平均年齢58.4歳）、女性が58名（平均年齢55.8歳）の合計108名の方にご協力いただきました。当時の病態は、キャリアが15名（13.9％）、慢性肝炎が35名（32.4％）、肝硬変が19名（17.6％）、肝臓がんが39名（36.1％）と9割近くの方が治療を受けておられました。インタビュー調査では、子どもの頃から現在に至るまでの生活の中で、感染が分かった時の驚きや苦悩、悲しみ、学校生活の変化や職場での人間関係の変化、現在も続く治療に伴う経済的・身体的・精神的負担などが語られました。

❖………アンケート調査（量的研究）

質的研究結果を研究的複眼によって検証する目的で、2014年に、全国の地裁に提訴した集団予防接種等によるB型肝炎被害者1万1046人を対象とした郵送法による質問紙調査を行いました。調査は、KJ法で示された結果を受けて検討し、検証会議報告をはじめ、国民生活基礎調査及びQOL指標（SF36）を採用して、「感染判明当初の状況と現在の病態・医療機関や治療の状況と医療費負担・就労や家庭など生活上の困難・国や社会への要望」等の質問項目を作成しました。

質問紙調査は、男性が4077名（62.0%）、女性が2504名（38.0%）の計6581名の皆様にご回答いただきました。回答していただいた方の平均年齢は57.2±10.4歳でした。当時の病態は、無症候性キャリアが1770名（28.8%）、慢性肝炎が3185名（51.8%）、肝硬変が664名（10.8%）、肝がんが527名（8.6%）であり、慢性肝炎等肝疾患を発症している方の割合が7割近くと、高い状況にありました［図2-1］。

▶和解の状況

和解された方は3677名（59.2%）、まだ和解されていない方は2537名（40.8%）と、約6割の皆様が和解しておられました。

厚生労働省と全国弁護団は全国の集団予防接種によるHBV感染被害を受けられた方が300万人から400万人と推定しています。そのうちご自身の感染を知っておられ、和解された方は10%しかおられない結果となっています。ご自身の

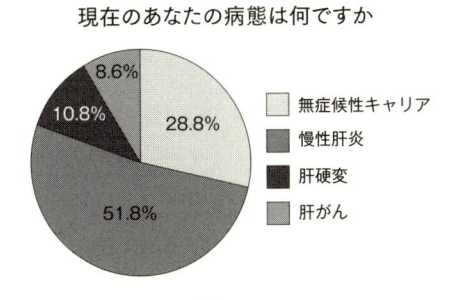

現在のあなたの病態は何ですか

- 無症候性キャリア：28.8%
- 慢性肝炎：51.8%
- 肝硬変：10.8%
- 肝がん：8.6%

図 2-1

HBV感染をご存知ないキャリアの方をはじめ、予防接種法で定められた集団予防接種を受けたことが原因でHBV感染したことを知らないまま慢性肝炎等肝疾患を発症して治療を受けている方々も多いため、すべての方々が和解できるようにパンフレットを作成し、病院や保健所などに置くなど啓発活動が行われています。HBV感染被害を受けたすべての方々にこの情報が届くことやご自身の健康被害の原因がわかり和解と救済が行われ、今以上の安心な生活を送れるような支援が求められています。そのためにも全国におられるHBV感染被害者の方に正確な情報が届くよう現在の啓発活動が継続されることや本書ようなの情報が届くような手立てが必要です。

▶インターフェロン治療や拡散アナログ製剤による治療と医療費助成の有無

　インターフェロン治療を受けた経験がある方は1532名（24.0%）、受けたことがない方は4864名（76.0%）でした［図2-2］。拡散アナログ製剤による治療状況では、以前から現在まで受けている方は3034名（50.6%）、以前に受けた方は149名（2.5%）、一度も受けたことがない方は2711名（45.2%）、その他104名（1.7%）でした。これまでに拡散アナログ製剤による治療を受けたことがある方が約半数おられましたが、まだ受けられたことがない方も半数近くおられました［図2-3］。

　一方、B型肝炎治療に関する医療費助成制度を利用されているかどうかでは、

あなたはこれまでインターフェロン
治療を受けたことがありますか。

あなたは、拡散アナログ製剤による治療を受
けていますか。

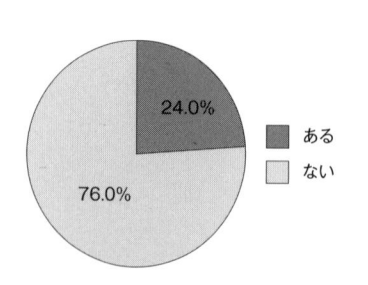

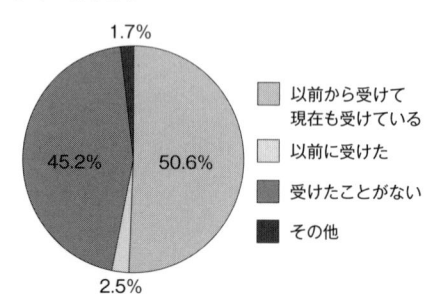

図 2-2

図 2-3

インターフェロン治療や拡散アナログ製剤に関する助成制度を利用している方は2868名おられ、インターフェロン治療や拡散アナログ製剤以外の助成制度を利用している方は217名、利用していない方は3173名、その他が322名でした。インターフェロン治療や拡散アナログ製剤に関する助成制度を利用していないと回答した方の理由として、制度を知らないからが758名（23.9%）と最も多く、次いで、手続きに費用がかかるからが50名（1.6%）、手続きに手間がかかるからは117名（3.7%）、周囲に感染のことが知られると困るからは91名（2.9%）と回答しておられました。

▶現在と今後の暮らしの状況

　現在の暮らしの状況を総合的にみて、どう感じておられるかについて尋ねたところ、大変苦しいと答えられた方は908名（13.9%）、やや苦しいは2165名（33.2%）、普通は2960名（45.4%）、ややゆとりがあるは450名（6.9%）、大変ゆとりがあるは42名（0.6%）と、暮らしの状況を「苦しい」と回答された者が3073名で5割近くを占めていました［図2-4］。

　また、今後の経済的な暮らし向きについて、不安を感じるかについて尋ねたところ、とても不安2310名（35.4%）、やや不安2701名（41.4%）、どちらでもない1001名（15.3%）、あまり不安でない462名（7.1%）、全く不安でない52名（0.8%）と、およそ8割近くの方が「不安だ」と回答しておられます［図2-5］。

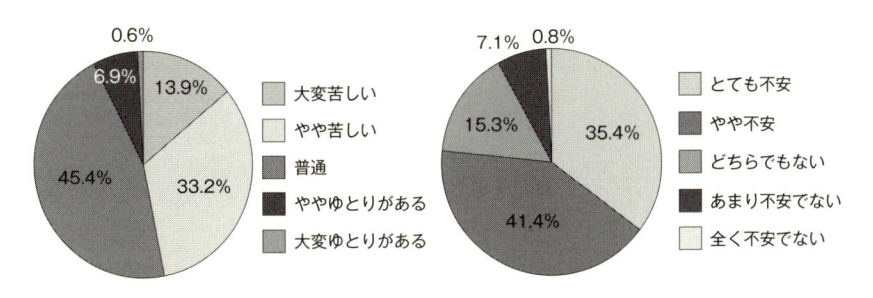

図 2-4　　　　　　　　　　　　　　　　　図 2-5

　2015（平成27）年度「国民生活基礎調査」の１世帯当たり平均所得金額は541万9千円となっています。所得500万円未満の世帯が本調査では70.9％で、国民生活基礎調査の56.9％より多くなっています（以下、（　）が国民生活基礎調査の値）。逆に、500万円から800万円未満は本調査19.3％に対して国民生活基礎調査（18.6％）、800万円から1000万円未満が5.3％（8.6％）、1000万円以上が3.5％（13.2％）であり、１年間の所得割合も国民生活基礎調査割合よりも低く、この中から医療費を捻出する生活を余儀なくされていることが推測されます。

▶民間保険の加入・更新

　これまで、HBVへの感染を主な理由として、どんなことを経験されたか尋ねたところ、最も多かったのが民間保険の加入・更新を断られた方で、2015名（31.9％）でした。重篤な肝炎・肝硬変などを発症する可能性があるからこそ、民間保険の加入・更新を希望する傾向も強くなるのに反して、感染を理由に断られるという理不尽な経験をされた方が3割以上もおられました。

▶感染したことで体験した嫌な思いについて

　「B型肝炎ウィルスの感染を理由に嫌な思いをしたこと」について、過去と現在を区別して把握するために「これまで」と「この1年」に分けてその状況を尋ね、「よくある」「時々ある」の状況を把握しました。その結果が［表2-1］です。「これまで、感染を理由に嫌な思いをしたこと」で最も多いのは「医師の言動」25.8％、次に「看護師の言動」15.4％、「歯科医師の言動」13.1％、「市役所や保健所」8.9％でした。最近の状況を示す「この1年、感染を理由に嫌な思いをしたこと」で最も多いのは「医師の言動」9.8％、以下「歯科医の言動」「看護師の言動」「市役所や保健所」はそれぞれ5.6％でした。「これまで」と、「この1年」はともに、療養上で深く関わる医師からの言動に多くの当事者が嫌な思いを経験していることわかります。さらに、現在もなお嫌な思いを経験している当事者がおられることを示しています。

　以下にアンケートの自由記述部から関連する記載の一部を紹介します。「歯科受診時はむごい、問診アンケートにB型肝炎と正直に書くと『今日は予約でいっぱい』などと受診拒否されることが多い」「主治医に大変申し訳ないと思いなが

表 2-1　感染したことで体験した嫌な思い

（N=6,651）

	これまでに嫌な思いを したことのある人	現在も嫌な思いを している人
医師の言動	25.8%	9.8%
歯科医師の言動	13.1%	5.6%
看護師の言動	15.4%	5.6%
市役所や保健所	8.9%	5.6%

ら勇気を出して（提訴の書類を）お願いすると、開口一番『うわっ面倒くせ』とおっしゃいました。その言葉を耳にした時、凍りつくような何とも言えない気持ちになりました」「医師から『もうウチには、来ないでね！』と待合室まで来て、大声で言われた時のショックは忘れられません」「肝臓専門医の不適切な発言。入院時回診時に私がベッドの上で、なんでこんな病気になったのだろうと話した時、医師から『不純異性行為』と配偶者の前で言われ、その時の怒りは忘れることができない」「大学病院で手術の時、ある教授に『B型（肝炎）の人はほんとうはやりたくない』と言われとてもショックでした」「病院へのトラウマは消えず『B型キャリアです』と言えなくなって病気になっても病院には行けなくなりました」「市の健診などで医師に『Bだから気をつけろ』などと言われることが多いので健診などに行きたくない」「出産した時の大学病院の扱い、思い出しただけでも吐き気がします。まるでバイキン扱いのような人に対する扱いではありません」「妊娠したいと相談を医師にしたところ『B型肝炎がまた増えるのがわかりませんか』と怒られ辛い思いをしました」「病院での看護師から受けた言動（病院の方針）がトラウマとなり、家族以外には自分がB型肝炎キャリアであることを伝えていません」。このように、医療者などの言動に傷ついた経験があること、さらにその影響で病気や健康診断に受診抑制となっている状況が浮上しました。

病態別通院の頻度

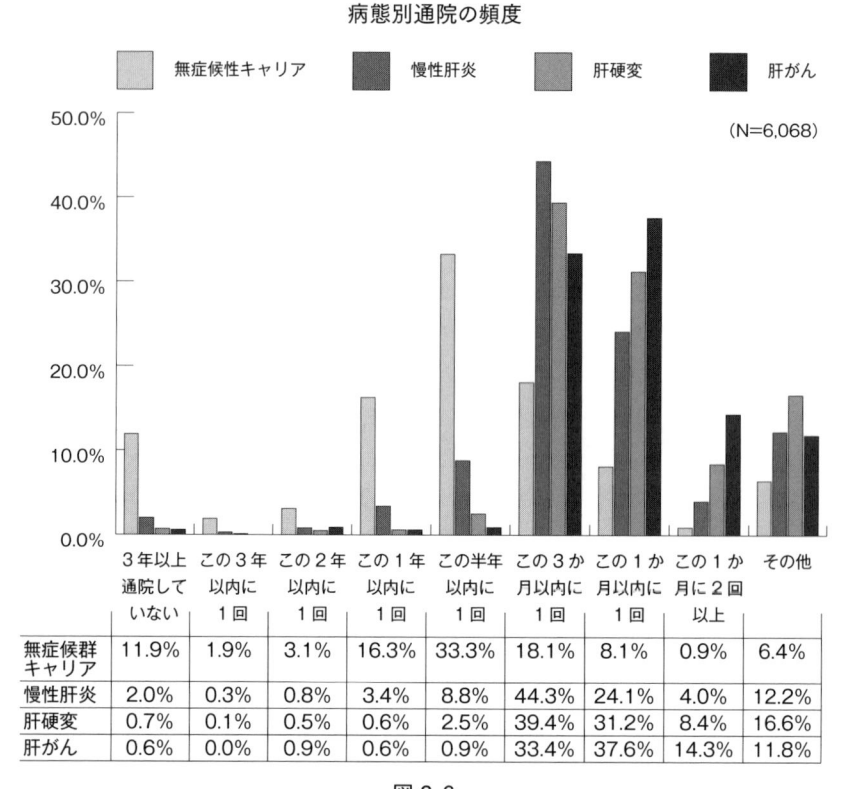

	3年以上通院していない	この3年以内に1回	この2年以内に1回	この1年以内に1回	この半年以内に1回	この3か月以内に1回	この1か月以内に1回	この1か月に2回以上	その他
無症候群キャリア	11.9%	1.9%	3.1%	16.3%	33.3%	18.1%	8.1%	0.9%	6.4%
慢性肝炎	2.0%	0.3%	0.8%	3.4%	8.8%	44.3%	24.1%	4.0%	12.2%
肝硬変	0.7%	0.1%	0.5%	0.6%	2.5%	39.4%	31.2%	8.4%	16.6%
肝がん	0.6%	0.0%	0.9%	0.6%	0.9%	33.4%	37.6%	14.3%	11.8%

図 2-6

▶病態別通院の頻度

　「現在どのくらいの割合で通院しているか」を病態別に整理しました。結果は図の通り、「肝がん」は1ヶ月に1回が最も多く、「肝硬変」「慢性肝炎」は3ヶ月に1回が多い結果でした。一方で「無症候性キャリア」では多い順に、半年に1回、3ヶ月に1回、1年に1回であり、3年以上通院していないは1割以上におよんでいました。無症候性キャリアの場合でも1年に1回の定期受診が推奨されていますが、1年以上受診していない方は、2割近くになることが分かりました［図2-6］。自由記述部からは「治療費がかかりすぎるから治療をやめた」「治療費を考えると毎月行けない状況です」「経済的に苦しかったこともあり医師に相談の上、中断しました」など、経済的な理由から治療を断念している人がいます。

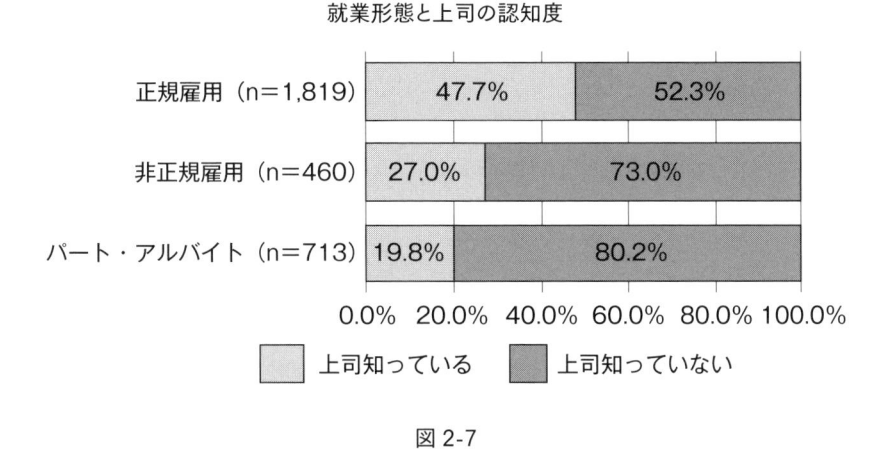

就業形態と上司の認知度

図 2-7

また、「仕事が休めなく病院に行けない」といった理由から定期的な受診が出来ていないという記述もありました。

▶感染していることを誰が知っているか

　B型肝炎ウィルスに感染していることを誰が知っているかについて、複数回答可で尋ねた結果、多い順に、配偶者82.9％、その他家族75.9％、かかりつけ医（歯科医師以外）66.0％、親戚46.2％、友人40.7％、かかりつけ医（歯科医師）39.8％、職場の上司24.0％、職場の同僚22.4％他でした。知っている家族の割合は多い一方で、知らない家族も一定割合ありました。さらに、働いている人で、職場の上司がどの程度知っているかについては、「正規雇用」「非正規雇用」「パート・アルバイト」の三つの就業形態に分けて整理しました［図2-7］。「正規雇用」では47.7％、「非正規雇用」27.0％、「パート・アルバイト」19.8％で上司が知っていると答え、雇用が不安定になる程に低い傾向になることが分かりました。

　以下に、自由記述部から仕事に関連ある内容を抜粋して紹介したいと思います。「『分かっていたら採用しなかったのに……』発病し、治療を受けるために定時で退社する私に対し、人事部長が面と向かって投げかけてきた言葉が今でも忘れられません」「B型肝炎キャリアであるという事で、種々のセクハラまがいの言葉

を会社で受けて苦しんだ」「職場の健康診断で血液検査があり、解雇され偏見の目で見られた」「同僚や上司からも差別的な言葉や態度でバッシングを受けました。『一緒に仕事をしたくない！　食事も一緒にしたくない！　やめてもらわないと迷惑だ！』」などで、精神的に参ってしまい、うつ病になって結局は退職しました」「会社に入院許可を得るために報告すると『B型肝炎だと何故隠していた。健康状態は良好ではないのか。履歴書は虚偽の記載ではないのか。知っていたら雇用しなかった。うつるのではないか。元気そうだが仮病じゃないだろうな』と罵声を浴びせられ、しまいには『入院するなら会社都合でいいから辞めてもらう』といわれた」などの記述がありました。

　このように差別・偏見に苦しみ、退職を余儀なくされた人、働き方を変えざるを得ず昇進や昇格を諦めざるを得なかった人もおられます。正規雇用でも感染のことを知っている上司は半分程度、パート・アルバイトでは2割を切ります。B型肝炎の症状は病態によっても異なりますが倦怠感や疲れやすさがあり、周囲にはわかりにくいのが特徴です。また感染経路に誤解が生じる可能性もあり、仕事を継続していくためには定期的な受診と病状管理を行うと同時に、職場の理解が必要不可欠です。感染者の方が安心して働き続けるためにも、社会的な教育・啓発活動が必要です。

▶悩みやストレスの状況

　日常生活で悩みやストレスの有無について尋ねたところ、悩みやストレスがある方は5003名（76.2%）で、悩みやストレスがない方は1561（23.8%）と、およそ7割の方が何らかの悩みやストレスを抱えておられました。また、その悩みやストレスの相談状況については、相談したいが誰にも相談できない方が780名（15.8%）、どこに相談したら良いかわからない方が462名（9.4%）おられ、4人にひとりの方が誰にもどこにも悩みやストレスを相談できずにいる状況がありました。

▶この1年間での経験

　この1年間、医師の言動で嫌な思いをしたことがあるか尋ねたところ、よくある方は163名（2.5%）、時々ある方は472名（7.3%）、どちらともいえない方は

528名（8.1%）、あまりない方は1680名（25.9%）、全くない方は3655名（56.2%）で、およそ1割の方が医師の言動で嫌な思いをしたことがあると回答しておられました［図2-8］。この1年間、市役所や保健所などで嫌な思いをしたことがあるかについては、よくある方が88名（1.4%）、時々ある方が276名（4.3%）、どちらともいえない方は477名（7.4%）、あまりない方は1324名（20.5%）、全くない方は4282名（66.4%）でした。

▶これまでの経験

　訴訟に関して、必要な書類の入手に苦労したと回答された方は5160名（78.3%）であり、多くの方々が和解に至るまでに、小学校の卒業証書や医療機関での診断の入手に苦労をしておられました。医療機関で、訴訟への批判的な意思を伝えられたと回答された方は1387名（21.2%）［図2-9］、感染原因が集団予防接

この1年間医師の言動で嫌な重いをしたことがある。

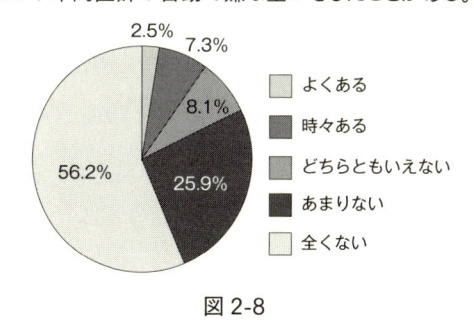

図 2-8

医療機関で、訴訟への批判的な意思を伝えられた。

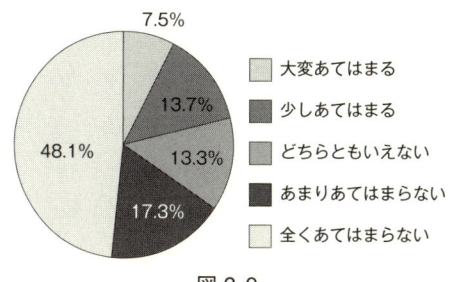

図 2-9

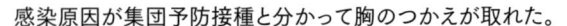

感染原因が集団予防接種と分かって胸のつかえが取れた。

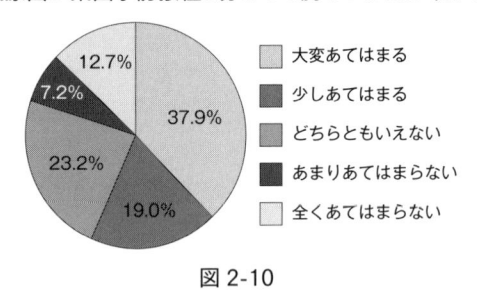

凡例:
- 大変あてはまる
- 少しあてはまる
- どちらともいえない
- あまりあてはまらない
- 全くあてはまらない

図 2-10

感染原因が集団予防接種と分かって家族間のわだかまりが解けた。

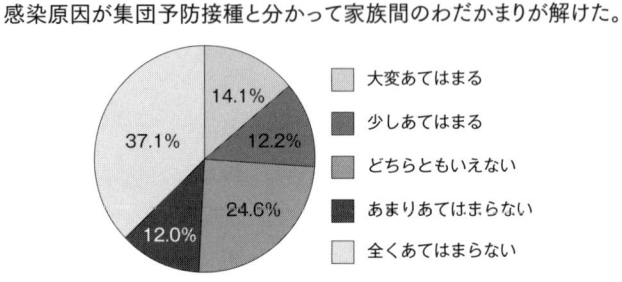

凡例:
- 大変あてはまる
- 少しあてはまる
- どちらともいえない
- あまりあてはまらない
- 全くあてはまらない

図 2-11

種と分って胸のつかえが取れた3712名（56.9%）［図2-10］、感染原因が集団予防接種と分って家族間のわだかまりが解けた1687名（26.2%）［図2-11］と回答されています。また、感染していることによって交友関係が狭くなったと思う1314名（20.2%）［図2-12］、感染していることによって物事に消極的になったと思う2860名（43.6%）［図2-13］の回答となっています。

▶国や社会に望むこと

国や社会に望むことでは、医療費助成5772名（88.2%）が最も多く、次いで、肝炎の治療法の進歩5387名（82.3%）、被害の再発防止3591名（54.8%）、差別・偏見の除去2546名（38.9%）、真相究明・情報提供2002名（30.6%）、医療従事者などへの教育1799名（27.5%）、若い人への教育1298名（19.8%）、その他205名（3.1%）と、多くの方が生活や健康への具体的支援や教育について国の対策や社会の変化を望んでおられます。

感染していることによって、交友関係が狭くなったと思う。

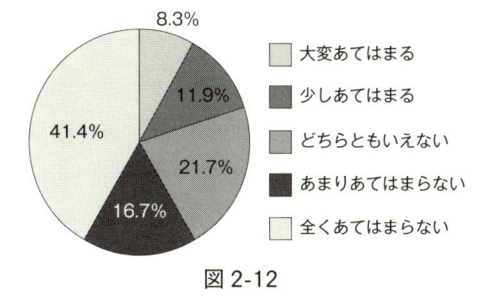

図2-12

感染していることによって、物事に消極的になったと思う

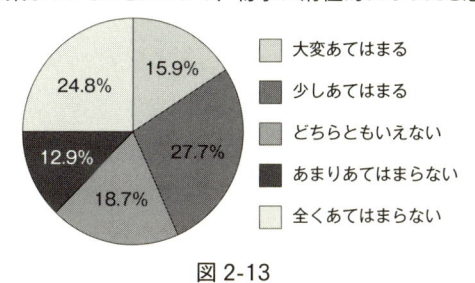

図2-13

❖………調査の限界と今後の課題

　本研究では、6581名の皆様からご協力を得て貴重な回答をお寄せいただきました。研究目的は、集団予防接種によるHBV感染拡大がどのように広がったのか、また、被害者はどのような健康状態や社会環境で生活しておられるのかその実態を明らかにすることでしたが、今回の分析結果を解釈する上でいくつかご留意頂きたい点があります。

▶集団予防接種によるHBV感染拡大がどのように広がったかの設問

　調査では、集団予防接種によるHBV感染であることがいつ、どのようにして明らかになったのか、年代や判明のきっかけを質問しました。しかし、年代に幅を持たせたことや、「その他」と答えた方の詳細が不明など、拡大の真相まで明らかにすることが難しい状況でした。

▶この結果が当事者全体にどこまで当てはまるのか

調査には、約6割のご本人がお答えいただきました。その一方で、回答されなかった方も約4割いらっしゃいます。その方々は、現在どのような生活あるいは医療を受けられておられるのでしょうか。「病態の変化で治療を受けており、アンケート記入が難しかった」という方や、普段からアンケートはご覧にならない方など、様々な方がいらっしゃることと思います。

本研究を通じて、HBV感染者の皆様がさまざまな体験をされ、ご自身の健康や家庭生活、社会生活に多大な困難や苦悩が生じていることが明らかになりました。それは、現在だけでなく将来の生活においても継続される可能性も考えられます。一方、本研究結果はアンケートに回答して下さった皆様方のご意見であり、回答されなかった方々が、より深刻な問題に対峙しておられる可能性も否定できません。

▶調査の選択バイアス

今回の調査では、集団予防接種によるHBV感染被害者のご本人に回答していただくことが重要でした。本来は全国に300万人おられると推定される母集団からランダムに抽出した協力者から回答を得るべきですが、母集団の特定ができず、調査協力者を依頼する手立てとして、全国B型肝炎訴訟弁護団・原告団の協力をいただきました。従って、弁護団・原告団で把握されている対象者の皆様に協力を得たことから、情報バイアスがあることは否めません。また、過去の体験に関する調査項目も含まれていましたので、想起バイアスも考えられます。しかし、これまで全国規模でのインタビュー調査とそれに基づくアンケート調査はなされていないことから、集団予防接種によるHBV感染被害者の生活や心情を得られることができました。ご協力いただいた方の貴重な思いやご意見であることを受けとめて分析させていただきました。

以上のように、この調査には、いくつかの限界もあります。したがって今後も丁寧な検証を行うことが必要です。

❖………**まとめ**

　本研究の結果から、HBV 感染によってご本人やご家族の人生で、様々な苦痛や苦渋の体験をされていることが明らかになりました。ご本人だけでなく、母子感染や父子感染により子どもや孫にまで感染が広がっている事や、HBV に対する誤解が一般社会や医療現場にもあり、ご本人やご家族が深く傷ついて苦悩しておられる状況が明らかになりました。再発防止を願う自由記述も多く、社会の理解や支援策を具体的に考えられることこそが、この問題を理解し支援していく近道ではないでしょうか。研究結果からわかったことを社会に広く発信して、ひとり 1 人への支援につなげていくことが今後の課題だと考えます。

3　病気の進行・医療費増大

❖………**Ｂ型肝炎による肝がん患者の病苦**

　検証会議報告では、被害特性や相互関係は十分明らかにされておらず、中でも重篤な肝臓肝がん患者は、長期入院や過重な医療費など困難の度合いが強くその支援は喫緊の課題です。

　がんは日本人の死因の第 1 位を占め、生涯でがんに罹患する確率は、男性 58.0％、女性 43.1％と報告されています。がん患者は、症状の辛さや悪化への懸念、化学療法を受ける身体的・経済的負担が報告されています。また、全がん 5 年生存率が 61.6％に対して、肝がんによる 5 年相対生存率は 32.1％と厳しい状況におかれています。従って、HBV 被害者全体の中でも、肝がん患者の生活困難と支援ニーズの把握は、最も緊急性のある研究課題と考えます。

❖………**がん患者へのインタビュー結果**

　HBV 被害調査対象者の中でも、身体的被害が重篤であるがんに罹患した 36 名

の方のインタビュー調査結果をもとに、質的研究を行いました。

　質的研究の結果、がんに罹患した方へのインタビュー結果は、【不十分な告知】【重篤な病苦】【就労困難】【賄えない】【絆の喪失】【気苦労】のグループに統合されました。以下にその内容を述べていきます。

▶【不十分な告知】

　調査対象者からは、HBV感染が判明した当時、《B型は心配ないとの診断だったが肝硬変になっていた》として、当初、適切な説明を受ける機会がなく、自覚症状のないままB型肝炎が発症・進行してしまったとする語りが聞かれました。

▶【重篤な病苦】

　HBV感染による肝疾患を発症した患者からは、「血管造影剤の拒否反応で発熱ひきつけ炎症で死の恐怖と闘った」、「ラジオ波やエタノールでがんを焼く激痛に身をよじった」、「10回目の手術時ショック症状で死にかけた」、「胆管圧迫の黄疸に胆管広げて胆汁を排出するために入退院を繰り返している」、「子の肝臓をもらい移植したが再発した」など、『過酷な闘病を余儀なくされている』とする語りが聞かれました。また、「身体に入っているチューブ痛くロボット状態で身動きできず激ヤセした」「身体に入れているドレーンを束ねトイレに走るが間に合わない」と、『術後の起居にも難儀した』状況が語られました。一方、「ホスピスを探した方が良いと言われ覚悟した」、「長生きできないだろうと遺影を準備した」と、『死期を悟った』方もいました。さらに、「腹水が胸に上がり入退院中だ」、「死ぬまで続く再発と治療の繰り返しを運命と受け入れないと生きられない」との語りもあり、≪病苦に苛まれ続ける≫状況が語られました。

▶【就労困難】

　肝がん患者はまた、闘病と就労の両立に苦労していました。医師から仕事を「休まないと死ぬと言われ職場に相談したが上司は大丈夫だと取り合ってくれなかった」、「意慾があるのに入退院で仕事ができず居場所もない」と、《働き続けられない》悔しさを抱える患者の心境が語られました。

▶【賄えない】

　さらに、医療にかかる経済的困難の訴えも多く聞かれました。第1に、「手術と再発の繰り返しに保険外治療費が際限なく出ていく」、「生還したが2000万かかり借金が残った」など、『膨大な医療費がかかり続ける』としています。第2に、「搬送先で150㎞先の肝疾患専門病院を指示された」、「専門病院まで新幹線代もかかる」など、居住地の近くでは肝臓専門病院などがなく、遠方の医療機関で治療を受けるために、『専門病院への通院費も嵩む』状況も語られました。第3に、「病状が重く個室を使わざるを得ない」、「緊急入院では高額の個室しか空いてない」、など、本人の意思にかかわらず病状との関係で費用負担の重い『個室に入るしかない』状況が語られました。第4に、「入院中の食費や雑費など見えない出費がふくらむ」、「無職無収入になり家を叩き売って借金返し無一文になった」など、治療を優先せざるを得ない状況の中で『医療費が生活を圧迫する』ことも明らかになりました。以上のことから、がん患者の長期にわたる闘病生活の中で、《医療費が逼迫している》状況が明らかになりました。

▶【絆の喪失】

　また、周囲との人間関係についての悩みや苦しみも多く聞かれました。第1に、「女房・子どもが食事を減らして私に栄養をつけさせたいと我慢した」、「収入が途絶え入院費がかさみ基盤が崩れて家族で暮らすことができず別れるしかなかった」など、病気による失職と過重な医療費負担が家計を圧迫して家庭生活が維持できなくなったとして、『家族に犠牲を強いるのがつらい』状況が語られました。また、「生きていればいるだけ周りに負担をかけてしまう」、「長生きすれば退職金が底をつくから死んだ方が良いだろうか」など、医療費と『命を秤にかけざるを得ない』ことから、重篤な肝疾患によって《経済基盤がゆらぎ絆と命が追い詰められる》状況が浮上しました。

▶【気苦労】

　健康被害や経済困窮とともに精神的苦痛も語られました。HBV感染による「病気のせいで人間関係がごちゃごちゃに」など、《周囲とこじれないように》気を配りながら萎縮して生きる苦しい胸中が示されました。

これらの結果をKJ法図解[*7]で示したのが［図2-14］です。

❖………考察

▶告知の遅れによる肝疾患の重篤化

B型肝炎被害者の中には、感染が判明した時に医師から、明確な感染の事実やB型肝炎の疾病及び病状が進行する可能性に関して十分な説明を受けていない者が少なくない実態が、調査を通して浮上しました。むしろ、さほど重篤な病気ではない旨の説明まで受けて、必要な定期検診や治療も受けないで無為な時を過ごした人も少なくありません。

被害者の語りから、献血や職場の健康診断、体調不良で受診した際に突然、肝臓の病変（肝硬変や肝がん）の告知を受け、将来への不安などの精神的打撃を受けた人が相当数いることが推定されます。感染や発病の早期発見とともに、告知

　＊7　KJ法図解は、元ラベル40枚からのグループ編成のプロセスが全て把握できる、省略の無い図解です。グループ編成において統合されたラベル群に与える概念を「表札」、図解上においては統合されたラベル群を「島」、最終的に10個以内に統合された各島に付与するシンボリックな概念を「シンボルマーク」と呼びます。本文中では、元ラベルを「 」、最終的な島の表札を《 》、島のシンボルマークを【 】、等で表現しました。図の下部にある1）、2）、3）、4）は「4項目注記（川喜田1967）」であり、1）は作成年月日、2）は作成した場所、3）は図解の内容やテーマ、4）は作成者を表しています。尚、図中の表札の最初に記述した数字は、何段階目の統合であるかを意味しています。また、元ラベルの文末に「・」と記述したのは、1回の一匹狼であることを、「・・」は2回の一匹狼であることを表しています。さらに、図2-14左下の記述はKJ法全体図解の4項目注記で、1）作成年月日、2）作成場所、3）テーマ、4）作成者　を表しています。本書ではKJ法の基本を大切にしつつ、（読者に）理解していただくために以下のような表現を使用しました。一匹オオカミのところは省略しました。また、島の表札の右の番号は、何段階目の統合であるかを表しています。本図解では第2段階までの統合によって最終的な島に統合されたため、①は第1段階の統合で最終的な島になったことを、②は第2段階の統合によって最終的な島に統合されたことを表しています。当事者活動の中心的メンバーにHBV感染被害者の就労と生活困窮に照らして整合性のある図解となっていることの確認を得ました。調査協力者の同意を得て作成した逐語録の中から、研究目的に照らして関係があると思われる記述をKJラベルに転記し、多段ピックアップによって厳選したラベルを元ラベルとして、狭義のKJ法（グループ作業）を実施しました。

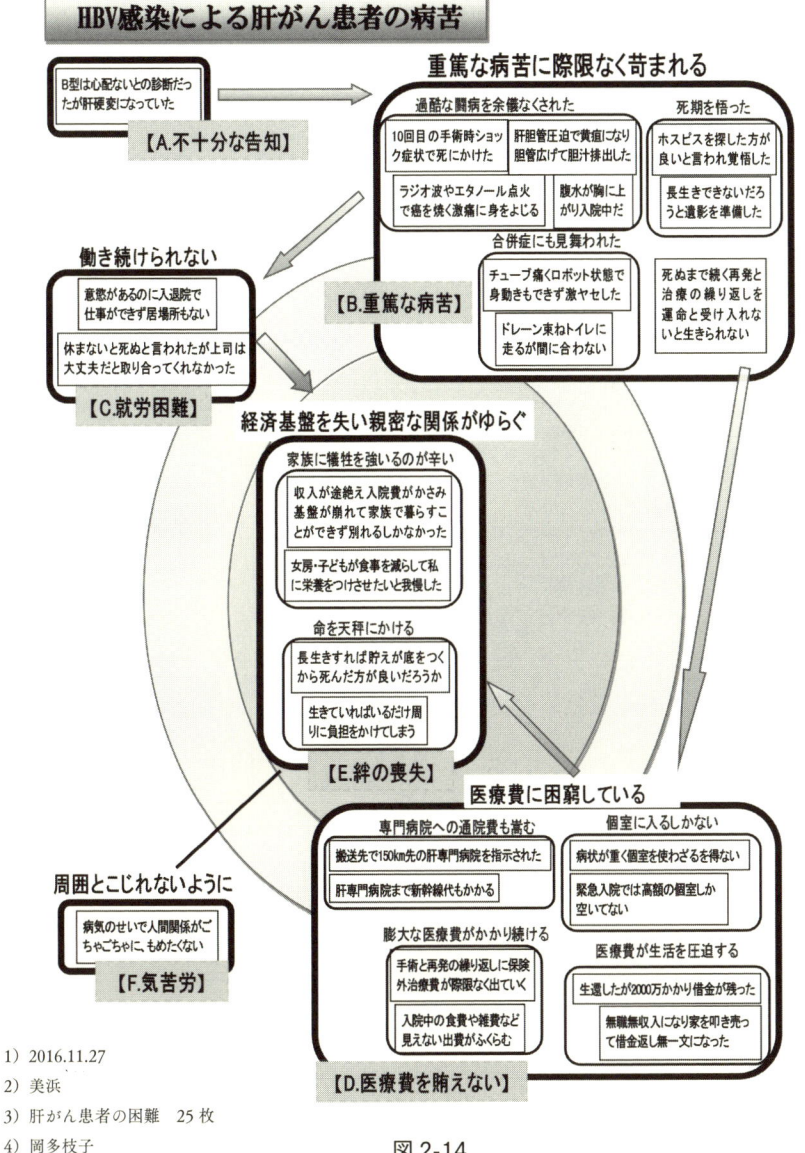

1）2016.11.27

2）美浜

3）肝がん患者の困難　25 枚

4）岡多枝子

図 2-14

B型は心配ないとの診断だっ
たが肝硬変になっていた

【A.不十分な告知】

重篤な病苦に際限なく苛まれる

過酷な闘病を余儀なくされた

死期を悟った

10回目の手術時ショッ
ク症状で死にかけた

肝胆管圧迫で黄疸にな
り胆管広げて胆汁排出

ホスピスを探した方が
良いと言われ覚悟した

ラジオ波やエタノール点火
で癌を焼く激痛に身をよじる

腹水が胸に上
がり入院中だ

合併症にも見舞われた

チューブ痛くロボット状態で
身動きもできず激ヤセした

死ぬまで続く再発と
治療の繰り返しを
運命と受け入れな
いと生きられない

【B.重篤な病苦】

ドレーン束ねトイレに
走るが間に合わない

働き続けられない

意慾があるのに入退院で
仕事ができず居場所もない

休まないと死ぬと言われたが上司は
大丈夫だと取り合ってくれなかった

【C.就労困難】

医療費に困窮している

専門病院への通院費も嵩む

搬送先で150km先の肝専門病院を指示された

肝専門病院まで新幹線代もかかる

個室に入るしかない

病状が重く個室を使わざるを得ない

緊急入院では高額の個室しか空いてない

膨大な医療費がかかり続ける

手術と再発の繰り返しに保険外治療費が際限なく出ていく

入院中の食費や雑費など見えない出費がふくらむ

医療費が生活を圧迫する

生還したが2000万かかり借金が残った

無職無収入になり家を叩き売って借金返し無一文になった

【D.医療費を賄えない】

経済基盤を失い親密な関係がゆらぐ

家族に犠牲を強いるのが辛い

収入が途絶え入院費がかさみ基盤が崩れて家族で暮らすことができず別れるしかなかった

女房・子どもが食事を減らして私に栄養をつけさせたいと我慢した

命を天秤にかける

長生きすれば貯えが底をつくから死んだ方が良いだろうか

生きていればいるだけ周りに負担をかけてしまう

【E.絆の喪失】

周囲とこじれないように

病気のせいで人間関係がごちゃごちゃに、もめたくない

【F.気苦労】

時の配慮の重要性が改めて問われています。

▶就労困難と医療費負担の二重苦

　肝がん患者の多くが、闘病と就労の両立に苦労している背景には、HBV感染による肝臓疾患が完治する治療方法が未だ確立しておらず、長期間の療養や加療を要することが影響しています。ウイルス性の肝がんは再発を繰り返す疾病であり、治療は身体への侵襲を伴うため、長期間・繰り返しの入院を余儀なくされます。他方で、「沈黙の臓器」と言われる肝臓は黄疸や腹水などの症状がなければ、見た目は健常者と変わらないため、職務態度不良と誤解されて勤務評価が下がり就労継続が困難になるケースもあります。従って、重篤な肝疾患を抱えての就労継続には、勤務条件の緩和や治療休暇の保障など、職場の理解と支援が不可欠です。

▶高額な医療費負担

　医療にかかる経済的困難の訴えも多く聞かれました。肝臓がん治療は健康保険適用範囲内のものだけではなく[8]、保険適応内でも高額な治療費を要する抗がん剤治療などもあります。また、完治する治療法が未確立な上に、病状の重篤性から個室への入院治療を繰り返す必要など、治療に伴う出費も嵩みます。加えて、地方在住患者さんでは肝臓専門病院への通院費用も負担となります[9]。医療費は文字通り「命綱」でありその過重負担が日常生活の維持を圧迫しています。

▶人間関係の断絶と孤立

　調査では、経済的困窮で家族と離別されたがん患者の方から孤独感も吐露されました。長期にわたる闘病が周囲との人間関係、特に家族関係に深刻な影響を与えています。失職に伴う収入途絶や医療費が家族機能の維持を困難にして、治療を断念して「死」を念慮するなど、医療費と「命を秤にかけざるを得ない」状況

---

[8]　例えば、ミラノ基準に適合する「肝臓移植」は保険適応となるが、適合しない場合は保険適応外です。

[9]　中には、新幹線通院やホテルパックでの通院などによる支出に苦慮する方もおられました。

に追い込まれています。また、家族にとっては看護や介護などのケア役割を負うことになり、家族が労働形態や時間の変更をしたことへの申し訳なさも語られました[*10]。以上のことから、経済的な困窮とケアの増大によって、家族内のそれまでの関係のバランスが崩れ、物理的・精神的に追い詰められる状況もうかがえます。

　一方、偏見・差別も深刻です。これまで、ハンセン病者[*11]、HIV感染者やHCV感染者などがスティグマを付される対象となってきました。HBV感染による肝がん患者も例外でなく、きょうだいの家で自分だけ割り箸を出された経験や、出産時の病院で母も子も特別扱いされて精神的苦痛を強いられた経験、差別を恐れて身内にも感染を秘匿するなど、差別される不安から周囲との関わりを避ける行動が見られました。

❖………結論と課題

▶重層化された被害構造による生活困難

　本研究では、集団予防接種等によるHBV感染被害で肝がんを発症した方を対象に、インタビュー調査に基づく質的研究（KJ法）を行い、生活困難に関する考察を行いました。その結果、肝がん患者は、感染判明時の【不十分な告知】による医療へのアクセスの遅れに伴って肝がんを発症し、【重篤な病苦】に苦闘してギリギリのところで生命をつないでおられました。また、病状悪化による【就労困難】の中で就労継続を渇望されており、治療と両立できる雇用制度の確立が課題となっていました。さらに、病状が重く個室使用や遠方の肝臓専門病院への通院や入院にかかる病院代・薬代など、長期の治療に要する医療費を【賄えない】逼迫した状況の中で、医療費の助成を望むなど、切実なニーズを抱えておられました。そして、失職による収入の途絶で経済基盤を失った家族との親密な関係のゆらぎによる【絆の喪失】を招き、【差別不安】に由来する自己規制で深刻な社会的孤立に追い込まれておられました。以上のことから、肝がん患者の方々は、

[*10]　例えば、がん患者の伴侶が専門的職業から退職して家庭看護に専念し、患者の病状の快癒と悪化で短時間就労と退職を繰り返す事例が語られました。

[*11]　桑畑（2013）を参照。

過酷な病苦と深刻な生活困難の重層的被害の中で苦闘を強いられていることが明らかになりました。今後、保健医療や福祉・雇用制度の拡充の必要性が示唆されました。

▶保健福祉政策によるケアの充実

　今後、国には、①被害者に対する専門職によるフォーマルな支援、②キーパーソンが身近にいない被害者への公的な支援制度の創設、③医療現場における人権侵害の実態調査及び医療従事者への教育の徹底、医療の地域格差の是正や医療費の助成、④HBV感染被害者の雇用の確保、⑤肝硬変・肝がん患者に対する障害者認定基準の見直しなどの実態と生活困窮の現状に見合った制度設計の見直し、⑥当事者活動の場の設置などの政策によってケアの充実を図ることが望まれます。

❖………まとめ

　HBV感染被害による肝がん患者の方々の生活困難を明らかにする目的で、インタビュー調査と質的研究（KJ法）を行いました。その結果、肝がん患者の中には感染が判明した時に、医師からB型肝炎に対する十分な説明を受けておらず、治療の開始が遅れて慢性肝炎から肝硬変・肝がんと進行して重篤な病苦と生命の危機に瀕している方がいました。また、病状が悪化する中で、身の置きどころのないだるさや身体的苦痛によって働き続けることができなかったり、入退院を繰り返すことで仕事が継続できなかったりする就労困難に陥っている人も少なくありませんでした。このため、収入が減少または途絶えて、多額の医療費を賄えない逼迫した状況に陥っている方がいました。さらに、家庭の経済基盤が失われて家庭生活が維持できず、夫婦や親子が離別するなど、親密な絆の喪失を余儀なくされる人もいました。さらに、病気を周囲に話すと差別されるのではないかという気苦労から、友人や同僚との交わりを避ける生活を余儀なくされる人もいました。以上のことから、肝がん患者が抱えている重層的な生活困難の実相が明らかになりました。

4　母子感染・家庭問題

　集団予防接種によるHBV感染被害女性は、妊娠・出産・育児を通して、自身だけでなく子どもへの二次感染という可能性や、それらから派生する問題も大きいと考えます。しかし、これまで集団予防接種によるHBV感染症の母親の実態を明らかにした先行研究は、厚生労働省の検証会議報告書のみで、その他の研究は見あたりません。そこで、本研究では、集団予防接種が原因でHBV感染した女性の妊娠、出産、育児に伴なう困難を明らかにし今後の支援のあり方を検討することを目的とします。

　研究協力対象者111名のうち自らがHBVに感染し妊娠出産の経験がある女性22名を対象としました。

　出産を経験された22名の調査協力者の平均年齢は55.9±10.0歳で、30歳から69歳まで、1942（昭和17）年生まれから1982（昭和57）年生まれの女性でした。出産は、1976（昭和21）年から2011（平成23）年までの期間でしたが、ほとんどが1984（昭和59）年までの間に出産していました。病態は、キャリア4人(18.2%)、慢性肝炎10人(45.5%)、肝硬変6人(27.3%)、肝がん2人(9.1%)でこのうち1人は生体肝移植手術を受けていました。

　子どもの人数は母親一人当たり1人〜4人で一人平均2.14人、22人で合計47人の子どもを出産していました。出産後子どもにワクチン接種を受けさせた母親は10人（45.5%）で、47人の子どもの中でワクチンを受けた子どもは16人（34.0%）でした。当時ワクチンがなかった等の理由で受けなかった子どもは16人（34.0%）、不明15人（31.9%）でした。

　ワクチン接種を受けた16人のうち、HBV母子感染が防止できた子どもは7人（43.8%）、感染防止できずHBV感染した子どもは5人（31.3%）で、不明が4人（25.0%）でした。ワクチン接種を受けなかった子ども16人のうちHBV母子感染した子どもは9人（56.3%）、HBV母子感染しなかった子どもは7人（43.8%）でした。感染防止できなかった理由として、ワクチンによる予防接種がまだなかった、あるいは、ワクチンでの感染防止について知らなかった、自分の感染を知らなかったなどの理由があげられています。HBV感染が判明してからインタビュー

当日までの年数は最大46年間から最小10年間で平均29.2±10.6年間でした。

❖………狭義のKJ法の結果

　インタビューに協力して下さった母親から妊娠・出産・育児について語られた逐語録の内容をKJ法で構造化しました。ラベル群のグループ編成を2回繰り返した結果、最終的に以下に示す8つの島に統合されました。

　【我が身か子どもか】【医療現場での屈辱】【はね返る苦しみ】【苦悩が終わらない】【子の人生こそ】【先立たれる苦しみ】【連鎖を断ち切りたい】【再発防止を】という「島」に統合されました。完成したKJ法図解［52頁、図2-15］の総タイトルは、『集団予防接種によるHBV母子感染被害の構造』としました。以下に、8個の島の内容に関して叙述します。

▶【我が身か子どもか】《子どもと自分の身体が秤にかかった》

　初めての妊娠に喜んでいたところ、HBV感染が分かり医師から妊娠したら悪くなる可能性が高く、子どもに感染させる可能性のため、「産んではいけない。中絶しなさい」と説明され、医療関係者の言葉に戸惑いと葛藤の体験をしていました。また、「妊娠中、つわりの倦怠感と苦しさが尋常ではなく、あまりの苦しさにうずくまって凌いだことも度々あった」、「妊娠して肝炎を発症した時の苦しみにもう二度と耐える自信はない」などと辛い体験をしておられました。

　また、妊婦健診で、医師からHBV感染の告知を受けていたが急なことでよく理解できないまま過ぎ、妊娠でだるいのか病気でだるいのかわからない妊娠期間を過ごされた人もいました。中には、出産直前に数値がいきなり上昇したため、急遽総合病院に転院し、「出産後、間もなく凄い悪化し、悩む暇も無かった。寝る時間と生きるんで必死」という体験も聞かれました。「出産後に急性増悪してインターフェロンでリバウンドし肝硬変になった」など、〈妊娠・出産時に肝炎が悪化して苦しんだ〉体験をされておられました。

　また、結婚が決まり相手にHBV予防接種を打ってもらったが、「結婚しても薬の副作用のために妊娠できない」ことから子どもを産むことをあきらめかけた女性もいました。また、出産後一カ月検診で慢性肝炎になってると伝えられたもの

の「授乳しているから、自分の内服治療もできなかった」という語りや、体がきつく寝床をあげられないままで子育てをし、〈妊娠・出産・育児と治療の両立ができなかった〉状況があり、【我が身か子どもか】と《子どもと自分の健康状態が秤にかかる》体験の中で妊娠・出産・育児期を過ごしておられました。

▶ 【医療現場での屈辱】《医療現場の扱いに傷ついた》

つわりの治療で入院していた時、「カーテン越しの4人部屋で肝臓が悪いとか,数値が上がったとか,看護師さんも先生もいう」など、相部屋であることへの医療関係者から配慮を受けられない入院体験をされていました。HBV感染がなければ同室の妊婦とも雑談で盛り上がり、いろいろな会話を交わしている時間であったと思われますが、「同室の人に医療関係者との話は筒抜けで、後からその場しのぎの事を言うので必死でした」と語っておられました。また、ある方は子どもが将来幼稚園や小学校、中学校で同級生として一緒になると思うと、「B型肝炎の子であると知られないように」と「緊張が続く疲労困憊の入院生活だった」との語りもありました。

わが子の無事の誕生と出産後の安堵感の中、「出産時に皆が通る廊下で、お部屋の中の洗面所を使っちゃだめ、使用禁止の紙が貼られた洗面所・トイレを使いなさいと言われた」人や、「私だけ手袋、エプロンなどすごい装備をした助産婦の姿に、大変な感染かと不安になった」という体験もされていました。「トイレ以外は病室から一歩も出ないでください」と指示され、病棟でも大変辛い思いをした方もおられました。

新生児室には誕生した子どもたちが誕生日を追って順番に並べられているのに「わが子だけが新生児室の奥一番端に固定された場所から動かない」体験の人や、「子どもの授乳時に早く行っても子どもを抱けるのは最後にされてすごく辛く、何もかも悪いみたいな別扱いだけれど『何でですか』とは聞けない」など、〈産科で公然と差別的な扱いを受けた〉体験が聞かれました。「早く退院して家に帰りたかった」という語りも聞かれました。

また、子どもの提訴につなげるため、自分の提訴に踏み切る方もおられました。HBV訴訟の原告になることを決意されたが、「提訴準備で子どものカルテ開示を頼んだ時、罵倒された」など、辛い思いの中で提訴書類を揃えた方もおられまし

た。このように《医療現場の扱いに傷つく》など【医療現場での屈辱】を体験されていました。

▶【はね返る苦しみ】《母子感染させた子が苦しんでいる》

　母子感染させた子どもが高校生の時に「性感染症と間違えられ、非常に辛い思いをした」また、「子どもが職場での検診時、産業医から大きな声で『何？ B型肝炎？なんでうつったの？お母さんは何をやっている人？』っていわれた」など＜感染症を誤解され子どもが傷付いた＞体験をされていました。

　ある母親は，子ども達には他の言い訳をして肝炎検査を受けさせていましたが、肝生検の結果はF2に進行し「子ども自身が自分も発病しないかと心配している」苦労をしていました。子どもには「母子感染を思春期に説明したが、いろいろ反発された事が親としては一番辛かった」「親のせいだと言っていたがある時から、お母さんのせいじゃないとわかってくれた」しかし、「大人になって働き始めた子どもが家族のために生命保険をかけてもB型肝炎とわかったら給付されない事で、すごくやけになり、喧嘩もした」など＜わが子の反発・葛藤を浴びた＞体験をしていました。

　また、子どもが結婚を決めた時、破談になってしまい、異性問題に対してもガードが固くなってしまったという語りや、肝炎のために結婚できない、結婚をためらう、恋愛に対しても臆病になるなど「恋人の親に猛反対で破談になった我が子は独身を通している」と子ども達の人生を狂わせてしまった責任を持ち続けながら、《母子感染させた子が苦しんでいる》ことを肌で感じ【はね返る苦しみ】の中で生活を送っておられました。

▶【子の人生こそ】《子どものために自分の全てを投げ出したい》

　子どもたちの将来のことを考え、「医療情報を早く得るため薬剤師や看護師の進路を勧めた」が、わが子はキャリアであるために就職にリスクやハンディがあるのではないかと今も心配しているという語りもありました。また、ワクチン接種すれば私の代で連鎖が止まると安心していたところ、子どもが二人とも感染しており二次感染の責任がどこにあるのかに大変な憤りを感じ、「子どものために母親としてできることは提訴だった」と子どもの将来を思って提訴をしておられ

ました。

　ある人は，母子感染させた子どもが病弱なため、周りに内緒にしておけないし、「子どもが慢性肝炎に罹り、週2〜3回点滴治療を受けているのに付き添いをしている」と語っておられました。また、ずっと流産を繰り返し、諦めていた時に妊娠したので、大人になるまでは「子どもを守るため命がけで細々とでも生きていたい」と語っている人もいました。

　自分の幼少期は、集団で予防接種をするという時代背景だったので、納得もするが母子感染の子どもたちの責任をどこにもっていけばいいのかと「自分の訴訟を起こしたのは、子ども達の二次感染がどこに責任があるのかにすごい憤りを感じるから」と《子どものために自分の全てを投げ出したい》という思いの日々で【子の人生こそ】という母親の強い願いを持っていました。

▶【苦悩が終わらない】《「母子感染」が母親の人生にのしかかる》

　自分がHBV感染を知らないで産んでしまったが、「母子感染させてしまった負い目でずっと自分を責めてきたし、今も苦しんでいます」と、子どもに感染させたことを申し訳なく思い、子どもが発病する可能性を思いコツコツと貯金されていました。また、「母子感染で祖母から子、孫にまで感染したと思い込んで祖母が自分をすごく責めた」、「ブロックできる時代になっていたのに、わが子はなぜできなかったのか、悔しさが出てくる」と母子感染させたという負い目に苛まれていました。

　子どもの予防接種料金は高く、なぜ自分の子どもだけがと思うこともありましたが、子どもの将来の為に予防接種を受けさせたもののHBV感染をしてしまい、「母子手帳にB型肝炎の記載があるので、今これを子どもに渡すかどうかって悩んでいる」状況の方もいました。別の方は、子どもに母子感染を伝えると萎縮するかと思い、大学生まで事実を伝えていなかったが、大学生活で飲酒の機会があることを知って健康が心配になり母子感染させたことを伝えておられます。しかし、社会人になって自分の希望の会社に就職しこれからという20代で亡くなってしまったなど《「母子感染」が母親の人生にのしかかり》、【苦悩が終わらない】日々を送っていました。

▶【先立たれる苦しみ】《子どもの死が家族の生きづらさを増す》

　子どもががんを発症した時の血液検査で、母親自身も、他の子どもや家族も初めてHBV感染が判明した方もいました。その子が10代で亡くなったというのが親としてはすごく辛く、罪の意識が大きく、きょうだいの将来が変わるまでは終わりのない時間を過ごすことになるという心境で生きておられる方もいました。

　また、「子どもが亡くなったことを誰にも言えず、ソッとお墓を作り地獄だった」ので、精神科を受診して自分の心のケアを求めていた人もいます。「子どもを亡くし、心のケアをしてもらうところがどこにもなかった」など〈子を無くした辛さを誰とも分かちあえなかった〉日々、「子どもが幼い孫たちを残して亡くなった」ため、孫たちがうまく育ってくれるようにと願いながら《子どもの死が家族の生きづらさを増す》【先立たれる苦しみ】の日々を生きておられました。

▶【連鎖を断ち切りたい】《感染の連鎖を断ち切りたい》

　自分が感染源にならないようにと願い、「PTAでも炊き出しにも行かないとか、子どもの友達が来た時も缶ジュースしか出さないと気を使った」など感染が広がらないように常に自分の行動に細心の注意を払っていました。母子感染させた「小学生のわが子には、けがしても絶対友達に血を触らせてはだめだと教えた」時は涙が止まらない体験をされ、常に子どもに他の人への感染を防止するために配慮する生活をさせていました。また、母子感染を防げたことは嬉しかったが「傷した私に『お母さんどうしたの』って来るけど、『だめ！　触っちゃだめ』って思わず大声で近寄らせない」という人もいました。また、「子どもの乳歯と永久歯が生え変わるまでは子どもに触るのも怖く、当たり前の親子のスキンシップができない」、「今でも感染を広げないかと、感染症を背負って生きるのが大変辛い」と語られていました。

　出産後も別部屋で、シャワーも別だったが、このような特別扱いをわが子たちはしなくていいのだというのが強い心の支えで「私でB型肝炎の感染を断ち切りたいと切望・努力していた」など《感染の連鎖を断ち切りたい》思いの強さから、HBV感染による様々な辛い体験や思いの【連鎖を断ち切りたい】と切望しておられました。

▶【再発防止を】《私たちと同じ苦しみを味わわせたくない》

　自分のことより子どものことが第一で、医療が進み子どものウイルスが消える薬の開発と肝炎が治る薬の開発を切望し「私と同じように偏見を受けるのは可哀想で早く治療を確立してほしい」と子どもの将来を心配していました。

　子どもを守る為には命がけで細々とでも生きて、子どものことが解決するまでは終わっていないと「再発防止に向けた活動に参加したい」と語り、《私たちと同じ苦しみを味わわせたくない》と【再発防止を】切望しておられました。

5　考察

　集団予防接種が原因でHBV感染した出産経験のある女性の妊娠、出産、育児体験を明らかにする目的で本研究を行いました。HBV感染が妊娠、出産、育児にもたらした影響について、以下に考察します。

❖………HBV感染が妊娠にもたらした影響

　本研究の協力者は1976年から1984年までに出産された方が多かったことから、わが子への母子感染は先行研究と同様、高い割合となっていました。日本では1986年に開始された母子感染防止事業でHBVキャリア数は急激に減少しています。本研究でも、1986年以後の出産による母子感染者は減少していました。しかし、中には「ブロックできる時代になっていたのに、わが子はなぜできなかったのか、悔しさが出てくる」など、ワクチン接種を受けても、自分の代で感染をくい止められなかった苦難を抱えておられる事例もありました。日本におけるHBワクチン対策に対しては、世界的ストラテジーに沿ったHBワクチンによる予防体制へ変更しなければならないなど、接種時期について問題提起されています。

　本研究の協力者は、妊娠時の検査がきっかけで自分のHBV感染を知ることが多い時代であり、妊娠中に自分の肝炎と向き合わざるを得ない方が多く、医療関係者の専門職としての言動や関わりが重大な影響を与えたと思われます。

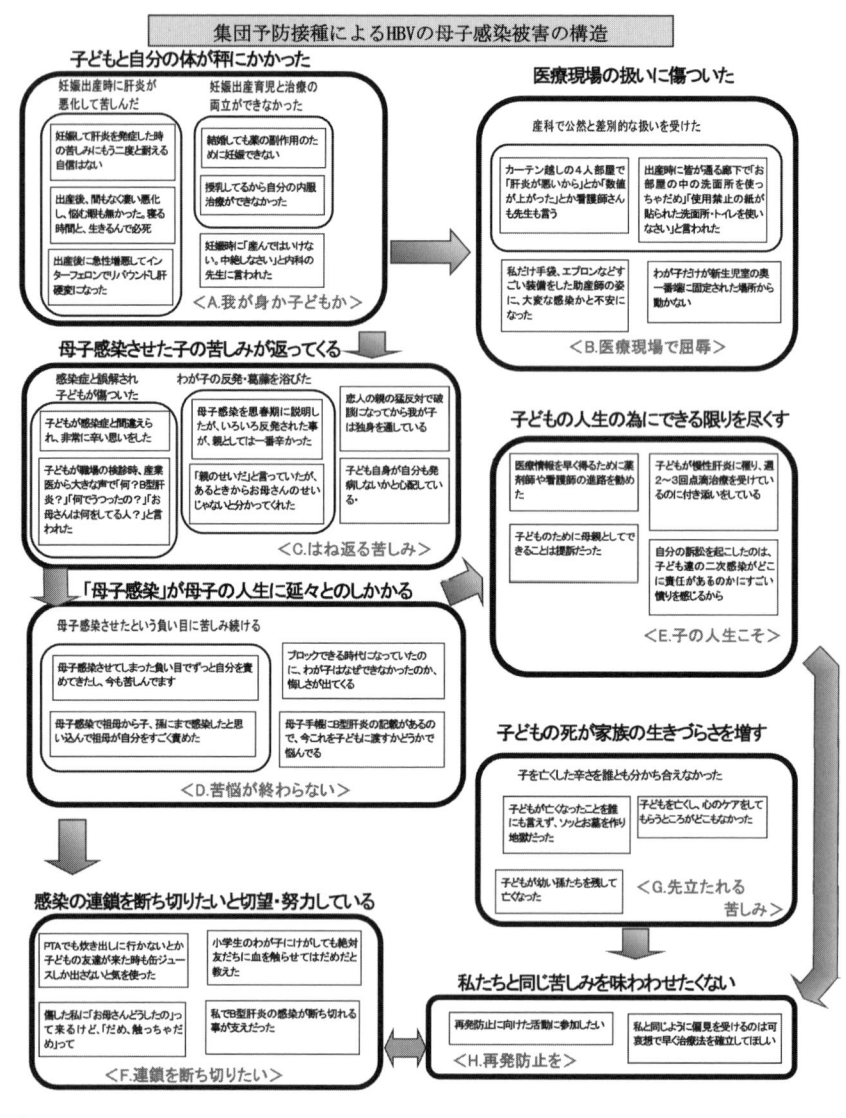

1) 2015.2.15

2) 美浜

3) 集団予防接種による HBV の母子感染被害に関する面接調査

4) 三並めぐる・岡多枝子

図 2-15

子どもと自分の体が秤にかかった

妊娠出産時に肝炎が
悪化して苦しんだ

> 妊娠して肝炎を発症した時
> の苦しみにもう二度と耐える
> 自信はない

> 出産後、間もなく凄い悪化
> し、悩む暇も無かった。寝る
> 時間と、生きるんで必死

> 出産後に急性増悪してイン
> ターフェロンでリバウンドし肝
> 硬変になった

> 結婚しても薬の副作用のた
> めに妊娠できない

> 授乳してるから自分の内服
> 治療ができなかった

> 妊娠時に「産んではいけな
> い。中絶しなさい」と内科の
> 先生に言われた

＜A.我が身か子どもか＞

医療現場の扱いに傷ついた

産科で公然と差別的な扱いを受けた

> カーテン越しの4人部屋で
> 「肝炎が悪いから」とか「数値
> が上がった」とか看護師さん
> も先生も言う

> 出産時に皆が通る廊下で「お
> 部屋の中の洗面所を使っ
> ちゃだめ」「使用禁止の紙が
> 貼られた洗面所・トイレを使い
> なさい」と言われた

> 私だけ手袋、エプロンなどす
> ごい装備をした助産師の姿
> に、大変な感染かと不安に
> なった

> わが子だけが新生児室の奥
> 一番端に固定された場所から
> 動かない

＜B.医療現場で屈辱＞

母子感染させた子の苦しみが返ってくる

感染症と誤解され
子どもが傷ついた

子どもが感染症と間違えられ、非常に辛い思いをした

子どもが職場の検診時、産業医から大きな声で「何?B型肝炎?」「何でうつったの?」「お母さんは何をしてる人?」と言われた

わが子の反発・葛藤を浴びた

母子感染を思春期に説明したが、いろいろ反発された事が、親としては一番辛かった

「親のせいだ」と言っていたが、あるときからお母さんのせいじゃないと分かってくれた

恋人の親の猛反対で破談になってから我が子は独身を通している

子ども自身が自分も発病しないかと心配している

＜C.はね返る苦しみ＞

「母子感染」が母子の人生に延々とのしかかる

母子感染させたという負い目に苦しみ続ける

母子感染させてしまった負い目でずっと自分を責めてきたし、今も苦しんでます

母子感染で祖母から子、孫にまで感染したと思い込んで祖母が自分をすごく責めた

ブロックできる時代になっていたのに、わが子はなぜできなかったのか、悔しさが出てくる

母子手帳にB型肝炎の記載があるので、今これを子どもに渡すかどうかで悩んでる

＜D.苦悩が終わらない＞

子どもの人生の為にできる限りを尽くす

医療情報を早く得るために薬剤師や看護師の進路を勧めた

子どもが慢性肝炎に罹り、週2～3回点滴治療を受けているのに付き添いをしている

子どものために母親としてできることは提訴だった

自分の訴訟を起こしたのは、子ども達の二次感染がどこに責任があるのかにすごい憤りを感じるから

子どもを守るために命がけで細々とでも生きていきたい

＜E.子の人生こそ＞

感染の連鎖を断ち切りたいと切望・努力している

PTAでも炊き出しに行かないとか子どもの友達が来た時も缶ジュースしか出さないと気を使った

小学生のわが子にけがしても絶対友だちに血を触らせてはだめだと教えた

傷した私に「お母さんどうしたの」って来るけど、「だめ、触っちゃだめ」って

私でB型肝炎の感染が断ち切れる事が支えだった

＜F.連鎖を断ち切りたい＞

子どもの死が家族の生きづらさを増す

子を亡くした辛さを誰とも分かち合えなかった

子どもが亡くなったことを誰にも言えず、ソッとお墓を作り地獄だった

子どもを亡くし、心のケアをしてもらうところがどこもなかった

子どもが幼い孫たちを残して亡くなった

＜G.先立たれる苦しみ＞

私たちと同じ苦しみを味わわせたくない

再発防止に向けた活動に参加したい

私と同じように偏見を受けるのは可哀想で早く治療法を確立してほしい

＜H.再発防止を＞

先行研究でも妊娠中に肝臓がんとなり手術、35週目に帝王切開で出産した報告がありますが、本研究でも妊娠がきっかけで急性増悪となり「妊娠して肝炎を発症した苦しみに2度と耐える自信はない」など、ぎりぎりに追い込まれながら命がけで新しい命を守った方もおられました。また、「結婚しても薬の副作用のために妊娠できない」、妊娠時に「産んではいけない。中絶しなさい」と医師から指導されたなど、妊娠・出産をはじめ人生の選択肢を迫られる葛藤状況がみられました。

このように妊娠によって、図らずもHBV感染が判明したり、肝炎悪化が引き起こされたりして、妊娠の断念や予後に影響を与えていることが明らかになりました。本人や家族にとってライフイベントである妊娠・出産に際して、医療をはじめとする専門職による本人や家族が安心する適切な関わりや、相談機関などの支援体制が必要とされています。

❖………HBV感染が出産にもたらした影響

出産後では、「出産後、間もなくすごく悪化し、悩む暇も無かった。寝る時間と、生きることで必死」、「出産後に急性増悪して肝硬変になった」、「授乳しているから自分の内服治療ができなかった」など出産による自らの病態悪化がある中で親子とも生きていかねばならず、心身共に疲弊した状況に追いこまれていました。特に、出産後の母子双方への関わりは子どもへの愛着形成や育児にも影響を与え、母親のメンタルヘルス状態は子どもの成長に大きな影響を及ぼすため、母親の支援が重要です。従って母親の苦悩を受けとめ、心身両面の対応ができる多職種の専門的な関わりが求められます。

一方、「カーテン越しの4人部屋で『肝炎が悪いから数値が上がった』とか看護師さんも先生も言う」、「『使用禁止の紙が貼られた洗面所・トイレを使いなさい』と言われた」、「わが子だけが新生児室の奥一番端に固定された場所から動かない」など、本来なら無事出産した安心感に包まれる時間であるはずのところ、医療者の言動に深く傷ついておられました。産後は、不安や抑うつ状態を体験することも多いといわれます。特に、妊娠回数が少なく、合併症があるなどの状況ではうつになる傾向があるという報告もあり、本研究ではこの条件の方も多く、

産科での扱いでかなりのストレスを受けた心理的影響は、非常に大きかったと考えられます。産後は身体的変化に加え、母親という新たな役割が加わる時期であり、育児に対する不安や疲労軽減のために母子支援を行うことが重要な時期です。また、出産が母親にとってどのような体験であったかについての情報を得て関わることの重要性や、ネガティブな体験の場合は肯定的に受け止められるようなバースレビューをしていくことの重要性も示唆されています。医療関係者は、母親が当時の産院で出産後も差別的な扱いで心身ともに傷ついていたという歴史的事実を知り、特に妊娠・出産という大きなストレスがかかる妊婦・褥婦への適切な関わりと人権への配慮も十分なされなければなりません。

米国ではすべての患者の体液などの検体は危険なものとみなすuniversal precautions（標準予防策）を規定しているため、患者を差別・偏見の目でみることもなく、過度の保護を行うわけでもなく、自然に接しています。日本でもその認識で患者に接する体制づくりや意識改革が必要とされています。このため、近年においても医療現場の不適切な対応など学校教育をはじめ感染者理解の教育が求められています。

❖………HBV感染が子育てにもたらした影響

子育て中にHBV感染の正しい理解がないことで性感染症に間違われ、子どもが誤解や偏見にさらされるなど母子ともに傷ついていました。HBV感染者が妊娠や出産で入院しておられた1976年当時、医療現場では感染に対する考え方や感染者への人権的配慮が十分でない対応があり、心身共に深く傷ついた患者が多くおられたことを受け止めていかなければなりません。

HVB感染が子どもの人生にも大きな影響を与えていました。また、親子3代で不安を抱えて自分を責める母親や子どもも数多くおられます。このような精神保健上の問題は、医療従事者に助けを求める精神保健上の問題も発見して適切に対応することが非常に重要です。

一方、子どもの人生を考えた生活にも常にHBVは存在していました。また、二度と自分のような立場の人を増やさないという強い責任感と願いから子どもとの楽しいふれあいも我慢し、新たな感染防止に細心の注意と気遣いをしていました。

　さらには、最愛のわが子が親より先に亡くなり、失意の自分を救ってくれるところはどこにもなく、子どもを亡くしたその辛さを誰とも分かち合えない家族の生きづらさも述べられ、心のケアや社会的存在としての支援が求められていました。子どもの人生の為にできる限りを尽くし、感染の連鎖を断ち切り精いっぱい生きてきた母親の生きる覚悟が述べられています。子どもを亡くした母親にとってのセルフヘルプグループの場の意味について、「わかりあえる仲間を求めて集まる場」、「亡くなった子どもとの絆を実感する場」、「癒される場」、「生きる力を引き出す場」があることが明らかにされています。また、重度の障害のある子どもを失った母親のグリーフプロセスと影響要因については、母親のグリーフプロセスは、グリーフからの回復過程ではなく、「関係性の不安定」「死の受容」「死の否認」「児への愛着の強さ」「自責の重圧」「子供との絆」のグリーフと再構築の間を行き来しており、母親は少しのきっかけでグリーフ状態に陥ることを踏まえ、児のことやその時の母親の思いを聞くなどの支援が必要といわれています。HBV感染被害者に対してもこのような場や人の存在が強く求められています。

6　まとめ

　集団予防接種が原因でHBVに感染した女性が妊娠、出産、育児を経験した中で直面した被害を明らかにしました。特に、自らの病態の変化や増悪、母子感染させてしまった苦悩、子どもの将来や結婚、出産への不安、子どもに先立たれた悲嘆など、被害の連鎖が明らかになりました。また、経験の中で医療現場や社会の無理解による辛く苦しい差別体験をしていました。

　今後は、当事者同士が苦悩などの気持ちを分かち合うピアサポートや、カウンセリングが受けられる公的な支援制度が早急に求められます。また、当時の医療現場での差別的対応の歴史を忘れることなく、今後は、妊娠時に感染が判明した被害者に対する適切な情報提供や、妊娠、出産、子育てを通した長期的な相談窓口を保健医療福祉分野の連携により推進する事が強く期待されます。

第3章
遺族の被害

1　遺族調査

❖………HBV感染被害者遺族とは

　集団予防接種等によってHBVに感染した患者さんは多大な健康被害を受けました。しかし患者さん以外にも、HBV感染被害によって悲しみや憤りを抱えている方がいらっしゃいます。それは、集団予防接種等によって、大切な家族を亡くした方々です。ご遺族もまた、集団予防接種等によるHBV感染の被害者と言えます。

　多くの場合、死別には深い悲しみや寂しさが伴います。HBV感染被害者遺族においては、悲しみや寂しさだけでなく複雑な思いを抱えていることが予想されます。「集団予防接種等が適切に行われていれば、家族が感染することもなかったのに」という怒りや、大切な家族が理不尽な死を遂げたことに対する悔しさを抱えているご遺族も少なくありません。また、肝臓疾患は症状に気づきにくいため、「もっと早く気付いて治療していれば……」と後悔しているご遺族もいらっしゃいます。さらに、HBV感染により、一家の大黒柱だったご家族が亡くなり、経済的に苦しい状況に追い込まれた家庭もあります。働き盛りの方が急に亡くなれば、ご家族の生活そのものが立ち行かなくなる恐れもあるのです。

　様々な困難を抱えたとき、誰かに助けを求めることでその重荷を軽くできることもあります。しかしながら、HBV被害者遺族のなかには、家族が感染症の末

に亡くなったということが、ご近所の人にネガティブにとらえられるのではないかという不安や、B型肝炎訴訟の裁判をしていることが周囲に伝わった時に嫌な思いをするかもしれないという不安を抱えている人が少なくありません。私たちは原告団の方々から、故人のことで差別された経験がなくても「差別されるのではないか」という不安を感じ、周りにサポートを求められないご遺族がいることをお聴きしました。つらいお気持ちをご家族の中だけで、あるいはお一人だけで抱え続けることにより、死別の悲しみや生活上の困難が長引く恐れがあります。

　研究グループでは、ご遺族がどのようなことに苦しんでいらっしゃるのか、どのようなサポートを必要とされているのかなどを明らかにするために、ご遺族の協力のもと質問紙調査を実施しました。本章ではその調査を紹介し、今後の支援策を考える資料にしていきたいと思います。

❖………遺族調査の方法

▶調査をお願いしたご遺族とその方法

　ご遺族への調査では、全国B型肝炎訴訟弁護団の皆様にご協力いただき、提訴されている全世帯にアンケートを郵送し回答していただきました。この際、個人情報の保護やプライバシーに配慮し、研究者がご遺族のお名前やご住所を直接拝見するのではなく、弁護団を通じてアンケートの発送をお願いすることでプライバシーの保護に努めました。ご遺族の中には、自分以外の家族内に感染のことを、伝えていないという人や、ご近所の人や郵便局職員にHBVのことを知られたくないという思いの強い人もいらっしゃいます。そこで封筒の表面にはHBVに関連する情報を印字しないようにしました。

　調査を行ったのは、2014年9月です。無記名でアンケートにお答えいただく形式としました。931通発送しましたが、そのうち2通は宛先不明で届きませんでした。最終的に、発送できたアンケートは929通でした。約6割（565名）から回答が得られました。

▶調査項目

　大規模なアンケート調査をする前に、ご遺族の方々にインタビューをさせてい

ただきました。また、これまでに公開されている手記や調査、研究なども参考にしながら、アンケートの質問項目を考えました。研究者や弁護団、原告団、ご遺族の協力者の皆様と討議を重ね、以下のような項目についてお尋ねすることとしました。

1）調査協力の可否

　本研究では、対象者がご遺族であることから、調査への協力が大きな負担になるのではないかと推察されました。そのため、ご協力が難しい場合、「白紙でご返送いただきたい」というお願いと、「差し支えなければその理由をお聞かせください」というお願いをして、「思い出すのがつらい」「体調がすぐれない」「心の整理ができていない」「忙しい」「その他」（複数回答）というチェック項目を設けました。

2）基本情報

　回答してくださったご遺族と、故人の基本情報をお尋ねしました。

　①回答してくださった方

　故人との続柄、性別、年齢、お住まいの都道府県、就労の有無、HBV持続感染の有無などをたずねました。

　②お亡くなりになった方

　故人の性別や、年齢（生年月）、お亡くなりになった時期、病状悪化前のお仕事や役割等をたずねました。また、感染原因（ご本人が受けた集団予防接種、母子感染など）や、感染を知ったきっかけ（献血、健康診断、妊娠・出産時の検査、保健所や自治体などでの検査、体調不良による医療機関受診など）、感染を知った時期、慢性肝炎や肝がんの発症時期等についてたずねました。

3）ご遺族と故人のかかわり

　回答してくださったご遺族がいつ故人のHBV感染を知ったのか、それが集団予防接種等による感染であると知ったのはいつ頃かをお尋ねしました。HBV感染を告知されても、当時はあまり深刻に受け止めていなかったというお話を多くの患者さんやご家族からお聞きしていたことから、感染がわかったときにご遺族は、HBVを重篤な病気になると考えていたかどうかをお尋ねしました。故人の発症時の相談相手、主治医との関係、故人がお亡くなりになる前後の過ごし方（心の準備ができていたか、話し合うことができていたか、故人の余命を知っていたか

など）についてお聞きしました。余命を知っていたというご遺族には、知った方法や、その長さ（期間）、余命を知ったタイミングの適切さなどについてもお尋ねしました。

4）ご遺族の生活・健康関連QOL

　経済的な暮らし向きや、収入、現在生計を支えているもの（ご遺族自身の収入、家族の収入や仕送り、年金、預貯金の取り崩しなど）をおたずねしました。また、心配事や悩みを聞いてくれるなど、心の支えとなる人（父親、母親、配偶者、子ども、職場の同僚、近所・近隣の人、原告団、病院の医師など）、生きる上での楽しみや支え、学校や仕事以外の社会活動（趣味の集まりや、B型肝炎の活動や催し、町内会やPTAなどの地域団体活動、ボランティアなど）の状況をお聴きしました。また、本研究では、健康関連Quality of Life（以下、QOL）についてもお尋ねしました。QOLとは、生活の質、人生の質などと呼ばれるものです。人生の質というと、大変幅広い概念ですので、今回の研究では「健康に関連して生活の質がどの程度左右されているのか」という観点からご遺族のQOLを調査させていただきました。健康関連QOLを測定する際には、SF-36という、国内外で広く使用されている質問項目を用いました。健康関連QOLの8つの領域、すなわち、身体機能（Physical Functioning: PF）、日常役割機能_身体（RP: Role-Physical）、体の痛み（Bodily Pain: BP）、全体的健康観（General Health:GH）、活力（Vitality: VT）、社会生活機能（ Social Functioning: SF）、日常役割機能_情緒（Role-Emotional: RE）、心の健康（Mental Health: MH）に分類されます。それぞれ、0点〜100点満点に換算し、日本人の国民標準値を50点にして数値を示します。

5）ご遺族の思い・社会生活

　生前、ご家族としてどのような思いや経験をなさったのかをお尋ねしました。ご家族として大変だったこと（病態悪化時の対応、医療費の負担、病院などへの送迎や付き添い、自由時間や就労の制限、裁判の資料集めなど）や、感染を理由に差別された経験、周囲から差別されるのではないかという不安があったかなどをお尋ねしました。さらに死別後のお気持ち（悲しみ、後悔、怒り、悔しさ、孤独、自責の念、納得できない思い）、故人のことを誰か話す機会があるどうかなどをおたずねしました。

▶倫理的な配慮

　調査・研究を行う際は、通常、協力者にご迷惑やご負担がかからないように注意を払います。アンケート調査を行う場合、調査の趣旨を説明し、ご同意いただけた人のみ回答していただくこと、協力の拒否、あるいは調査の途中や調査後に協力を撤回しても問題ないこと、調査の結果を統計的に集約して発表すること（個人の名前や個人が特定されるような情報は公表しないこと）、得られた調査結果は鍵付きのロッカーに保存するなど、データの保管にも注意することなど、さまざまな角度から協力者の皆様を守る工夫をしています。今回、調査を依頼した際も、以上のような説明を書き添えた協力依頼状をお送りしました。

　今回の調査では研究グループ内で話し合い、一般的な倫理的配慮以上の注意を払うこととしました。なぜなら、今回、調査をお願いしたHBV感染被害や遺族の方々は、ご家族を亡くされたという心理的な負担を感じていらっしゃるからです。ご家族を亡くされて深い悲しみの中にあるご遺族に、故人のことを詳しくお聞きすることで、傷を深くしてしまうこともあるため、事前に数人のご遺族にみていただきながら、アンケートの文言の修正を重ねました。また、HBV感染被害者遺族であるという個人情報が流出しないように注意を払うことも必要でした。封筒にはHBVの文字を印字しない、中のアンケートが透けないような封筒を用いるといった点にも気を配りました。

　以上のような倫理的配慮が妥当なものか、大学の倫理委員会に確認してもらい、承認を得たうえで調査を開始しました。出来る限り、ご遺族の心情を考え、アンケートや依頼文の文言を推敲しましたが、故人のことや、お亡くなりになった経緯などを回答することはつらいものだったであろうと推察いたします。それでも、回答を寄せてくださったご遺族の皆様や、「今は書けません」とお伝えくださった皆様に、心よりお礼申し上げます。

❖………遺族調査の結果

　本節では、数量的なデータについてご紹介します。自由記述データについては、第2節をご参照ください。

▶調査に協力してくださった皆様

1）属性・特性

　故人との続柄は、配偶者（77.4%）が最も多く、次に多かったのは成人した子ども（7.5%）、母親（5.8%）でした。回答してくださった方は女性が81.4%を占めました。回答してくださった方の平均年齢は60.7歳でした。一人暮らしの方が約4割、本人を含め2人で暮らしている人が約3割いらっしゃいました。就労の有無については無職（38.7%）が最も多かった一方、パートアルバイト（17.0%）、正社員などの正規雇用（12.6%）で働いている人も多数いらっしゃいました。HBV持続感染に関して「B型肝炎ウイルスに持続感染（6か月以上継続した感染）していますか」と尋ねたところ、感染している（10.5%）、感染していない（77.9%）、わからない（11.6%）との結果になりました。

2）アンケートへの協力が困難な理由

　本研究では、アンケートの表紙に、アンケートへの協力が困難な人は白紙で返送していただくようにお願いしました。差し支えなければその理由をお聞かせいただきたいという質問も掲載しました。今回の調査でアンケートを返送してくださったうちの60名が、協力が困難な理由を回答してくださいました。最も多かった理由は「思い出すのがつらい（71.7%）」でした。「心の整理ができていない」「体調がすぐれない」という理由も4割ほど挙げられていました［図3-1］。

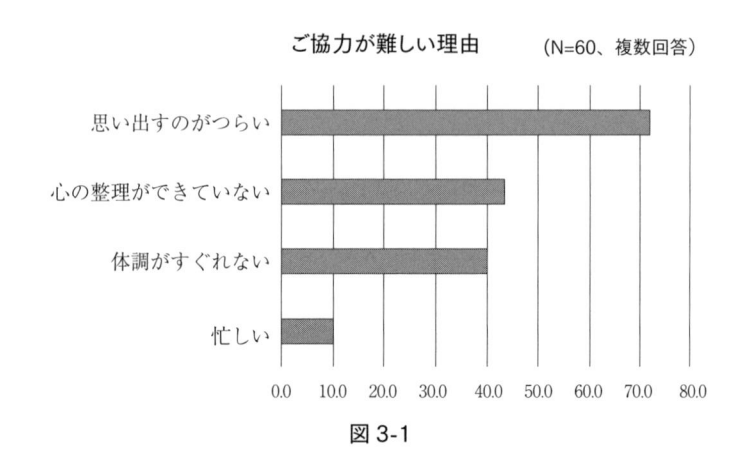

図 3-1

▶故人の皆様

　今回の調査にご協力いただいたご家族において、お亡くなりになった方々の性別は男性が83.9%、女性が16.1%でした。病状が悪化する前の職業を尋ねた結果、「正社員などの正規雇用」が48.2%と最も多く、「自営」も25.1%を占めました。「病状が悪化する前は故人が中心となって生計を支えていた」とする回答は71.6%に上りました。HBVに感染された患者さんは男性が多いため、生前、一家の大黒柱であった方がお亡くなりになっていると考えられます。HBVへの感染は、「故人が受けた集団予防接種」が原因だった人が94.7%、「母親が受けた集団予防接種からの母子感染」が4.3%でした。

　故人が感染を知ったきっかけについて尋ねたところ、「体調不良による医療機関の受診」が49.7%と最も多く、「健康診断」が30.1%、「献血」が16.1%でした。「妊娠出産時に知った」という人も2.9%いらっしゃいました。治療につなげていくためにも、健康診断等による早期発見の割合を今後増やすことが大切です。

▶感染判明後の様子

　「故人のB型肝炎ウイルス感染がわかったとき、あなたは、それが後に重篤な病気になると考えていましたか」という質問について、「あまり認識していなかった」「認識していなかった」と回答した人が4割を超えました［図3-3］。他方で

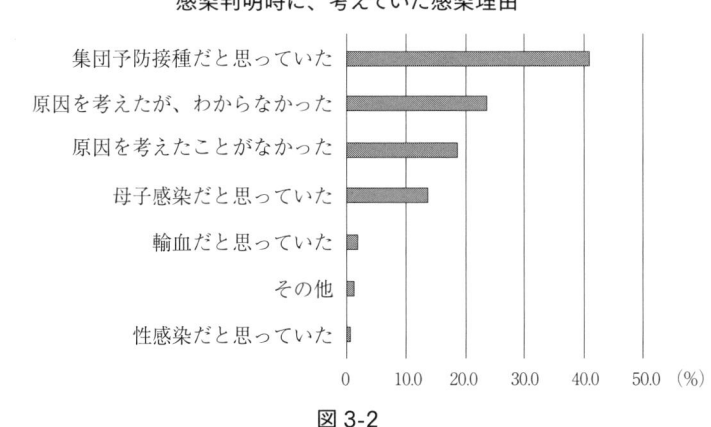

感染判明時に、考えていた感染理由

図 3-2

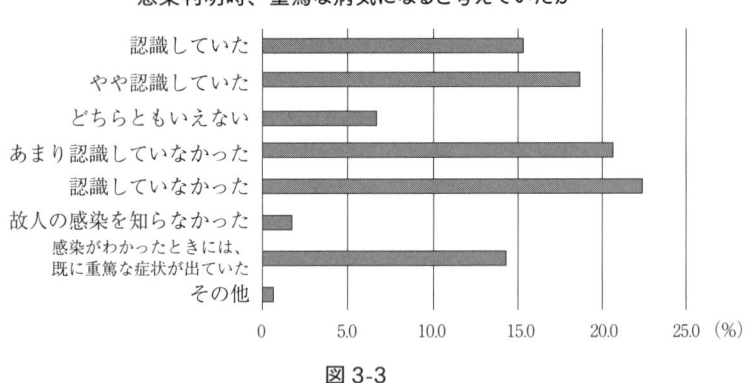

感染判明時、重篤な病気になると考えていたか

図 3-3

「認識していた」「やや認識していた」と回答した人も約3割であり、感染判明時のHBV感染の受け止め方には個人差があったようです。「感染がわかったときには、既に重篤な症状が出ていた」という人も14.3％いることから、感染発覚時の病状によって、「HBV感染」の印象が異なるかもしれません。また、医療従事者からの情報提供や、ご遺族の側の知識量によっても、HBVの受け止め方は異なります。徒に病気の深刻さを強調することは患者さんやご家族の苦悩や誤解につながる恐れがありますので避けねばなりませんが、疾患の特徴や見通しをどのように伝えていくかについて、今後、考えていくことが必要ではないでしょうか。

　「故人が発症した時、あなたはどなたかに相談しましたか」という質問では、約半数が「家族」と回答しました［図3-4］。「医師」や「親戚」という回答も見られましたが、4番目に多かったのは「相談しなかった」、5番目に多かったのは「相談できなかった」という回答でした。病状が悪化した時には、動揺したり、不安を感じたりすることも少なくありません。相談しやすい環境づくりも重要であると言えます。

　「故人の主治医はできるだけのことをしてくれたと思いますか」という質問には、とてもそう思う（36.1％）、ややそう思う（36.5％）との回答が多く寄せられました。発症時の相談相手としても、「医師」は多くの人から頼りにされていました。医療従事者の存在はご家族にとって極めて重要であることが改めて確認されました。

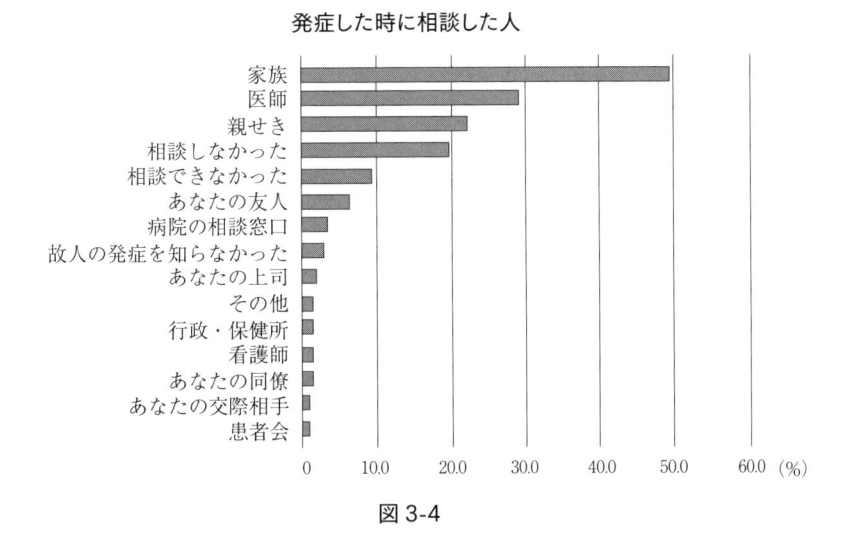

図 3-4

▶故人がお亡くなりになるとき

　故人がお亡くなりになるとき、心の準備ができていたかをお尋ねした結果、「できていた（14.1%）」、「ややできていた（32.9%）」、「あまりできていなかった（26.5%）」「できていなかった（26.5%）」という割合になりました。大まかに分類すると、心の準備ができていた人と、出来ていなかった人が半分ずつという結果でした。故人の余命については、「ほとんど知らなかった（8.6%）」「全く知らなかった（6.2%）」という人が一部いらっしゃったものの、「知っていた（53.0%）」「だいたい知っていた（32.2%）」という回答がほとんどでした。

　多くの方が故人の余命をご存知であり、少しずつ心の準備をされていったように感じられます。それでも半分のご遺族は、心の準備ができていなかったと回答されており、ご遺族の苦悩の大きさが浮き彫りになりました。

▶ご遺族の現在のくらしと健康

1）経済的な暮らし向き、経済不安

　現在の遺族の生活を支えているのは年金や遺族自身の収入が多いことがわかりました。しかしながら、預貯金を取り崩しながら生活している遺族もいらっしゃいました。現在の暮らし向きについて、大変苦しい、やや苦しいと回答した人は

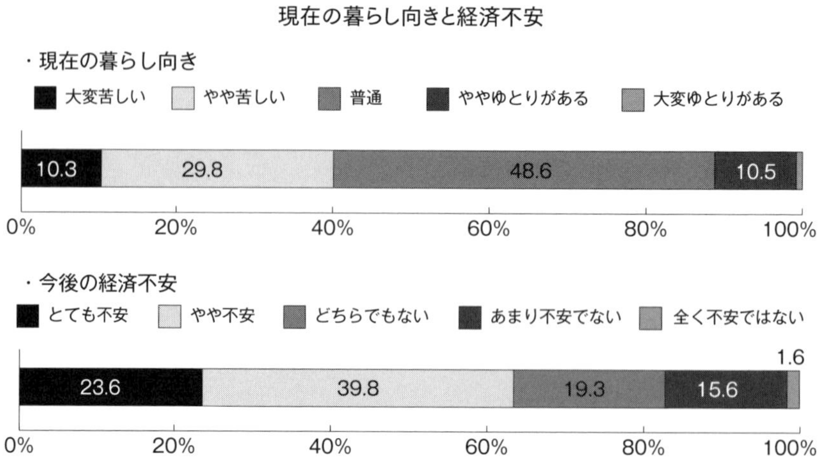

現在の暮らし向きと経済不安

・現在の暮らし向き

| ■ 大変苦しい | □ やや苦しい | ■ 普通 | ■ ややゆとりがある | ■ 大変ゆとりがある |

10.3	29.8	48.6	10.5

0% 20% 40% 60% 80% 100%

・今後の経済不安

| ■ とても不安 | □ やや不安 | ■ どちらでもない | ■ あまり不安でない | ■ 全く不安ではない |

1.6

23.6	39.8	19.3	15.6

0% 20% 40% 60% 80% 100%

図3-5

約4割でした。平成27年国民生活基礎調査によれば、国民の約6割が「大変苦しい」と「やや苦しい」と回答しています。HBV被害者遺族においては、一見、経済的な暮らし向きは安定しているように思われますが、今後の経済的な不安を感じるご遺族は6割を超えており、決して楽観視できる状況ではありません。前述のように、約7割はもともと故人が中心となって生計を支えていた家庭であり、故人と死別されて以降、生活が苦しくなったご遺族もいらっしゃいます。現在の暮らしや将来に対する経済的な不安を抱えているご遺族がいらっしゃることに注意が必要です［図3-5］。

2）対人関係

①差別や偏見

故人が感染していることによって、故人が差別されるのを見たり聞いたりした経験があるご遺族は20.6％でした。故人が感染していることを理由に、ご遺族自身が差別された経験については、「何度か経験した」が2.7％、「回数は少ないが経験した」が8.2％、「経験はない」が89.1％でした。約1割のご遺族は、差別された経験があると感じていらっしゃることがわかります。先行研究では、差別されたり排除されたりするというEnacted stigma（実際の被差別経験）が、Felt stigma（差別の予期）をもたらすことが報告されています。Stigmaというのは、

負の烙印という意味です。

　実際に差別されていなくても、差別されるのではないかという不安は、日常生活に緊張感をもたらします。助けを求めたいときにも、誤解されるのではないかと心配になって、サポートを得にくくなることもあります。ご遺族に対して、「あなたは、故人がB型肝炎であることによって、周囲から差別されるのではないかと不安に感じたことはありますか」と尋ねたところ、よくある12.2%、時々ある17.4%、どちらともいえない17.4%、ほとんどない24.6%、全くない28.3%という結果になりました。差別を恐れている場合、ご遺族が周囲からの否定的な反応を避けるために、発言や他者との交流を控えるなど、自らの行動を制限なさることがあります。「故人がB型肝炎で亡くなったことを周囲に知られたくないという思いはありますか」という問いに対しては、おおいにある21.6%、すこしある21.4%、どちらともいえない15.2%、ほとんどない19.7%、全くない22.0%という結果でした。ご遺族によって、かなりばらつきがみられます。B型肝炎で亡くなったことを周囲に知られたくない理由については今回聴取できていませんが、その背景の一部には、感染症に対する社会のネガティブなイメージが影響していると考えられます。

　これまでの研究から、stigmaはQOLの低下や抑うつにつながることが報告されています。HBVへの差別や偏見をなくしていくために、教育や啓発活動に力を入れると共に、ご遺族の内面的な不安にも寄り添っていく必要があります。

　②ソーシャルサポート

　これまでに行われた多数の研究結果から、サポートがある人ほど心身の健康を保ちやすいことが明らかにされています。では、ご遺族は周囲の人からどの程度、サポートを得られているでしょうか。「あなたの心配事や悩み事を聞いてくれたり、心の支えになってくれたりする人はいますか」という質問に対し、最も多かったのは「子ども」でした。他方で「そのような人はいない」という回答が7.7%を占めたことは、ご遺族の生きづらさに関連していると考えられます［図3-6］。

　③社会的な活動

　ご遺族に、「日ごろ、学校やお仕事以外に、社会活動や社会参加をしていますか」と尋ねたところ、「特にない」という回答が約半数と最も多いことがわかり

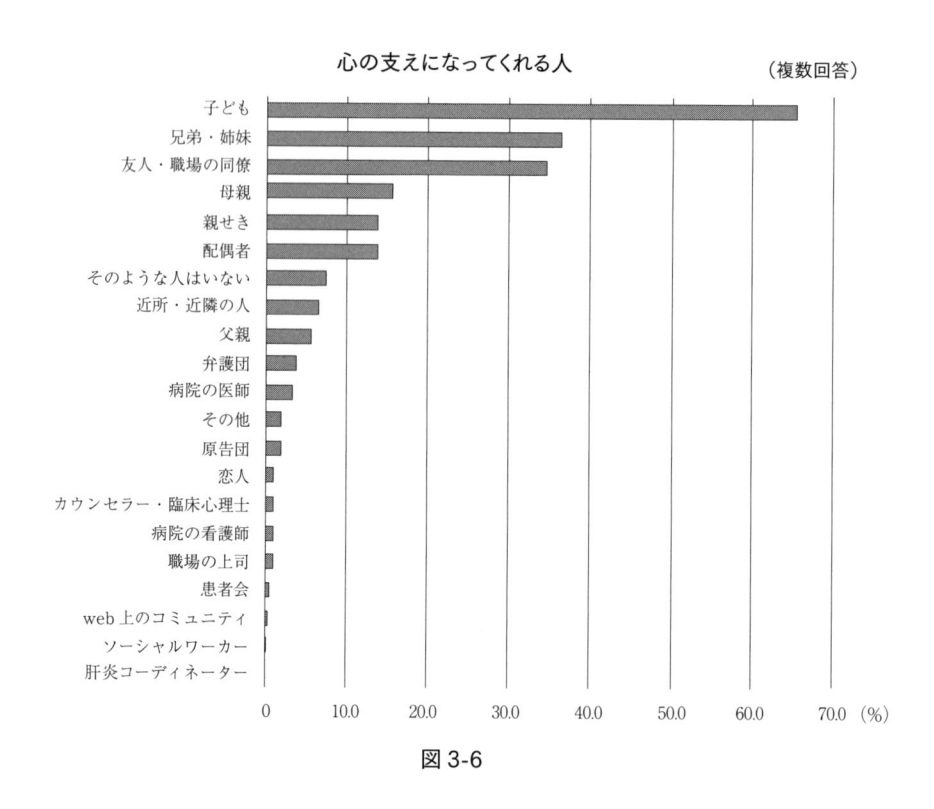

図 3-6

ました。近年では、こうした社会参加が、抑うつや認知症の発症に予防的に働く
ことが明らかにされています。身近な社会活動に参加することは、ご自身の健康
づくりや介護予防にも役立ちます。もちろん、つらくて外に出たくないというご
遺族もいらっしゃることと思います。そのようなときに無理をする必要はありま
せん。もし、何か一方を踏み出したいと思ったときには、同じような経験をされ
たかたとお話しする機会を持たれてはいかがでしょうか。当事者とのつながりを
きっかけに、気持ちが少しずつ楽になったり、生活や考え方が変わったりしたと
いう方もいらっしゃいます [図3-7]。

　人それぞれ、社会とのつながり方は異なります。ここでは当事者同士の交流を
例に挙げましたが、それが合わない人もいるでしょう。他者との関わり方につい
て、様々な選択肢があることが大切なのではないかと思います。そのためにも、
ご遺族の皆様が少しずつ、社会とのつながりを作っていけるような体制づくりが

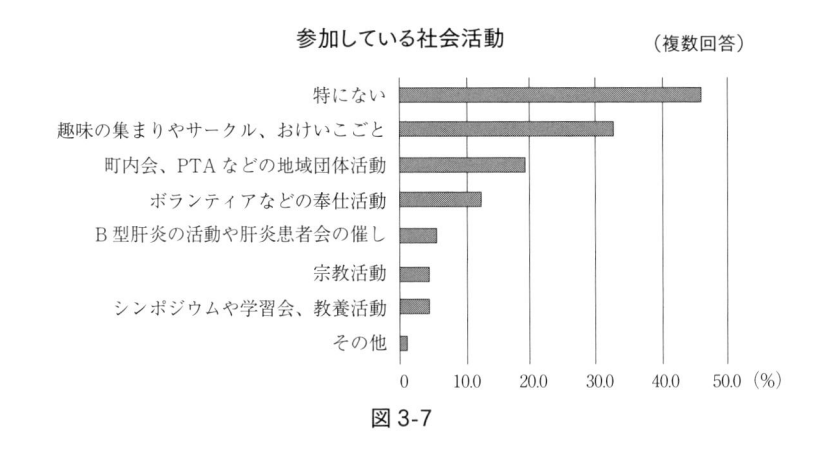

図 3-7

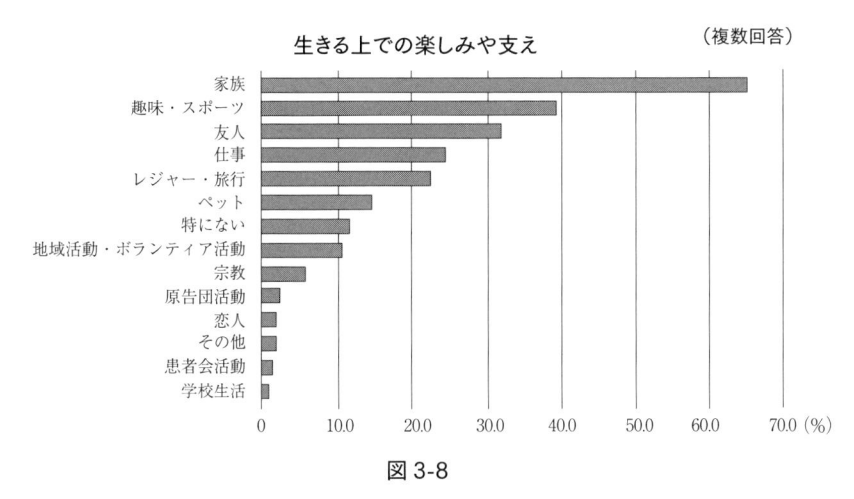

図 3-8

社会に求められているのではないでしょうか。

　生きる上での楽しみや支えについて、最も多かったのは「家族」でした。続いて、「趣味・スポーツ」「友人」などが挙げられました。楽しみや支えがあることは、人生の活力になります。ご遺族の人生を再構築していくうえでも、こうした楽しみや支えは重要な役割を果たす可能性があります。しかしながら、ご遺族においては、こうした生きる上での楽しみや支えについて1割以上の皆様が「特にない」と回答していたことを重く受け止める必要があると考えます［図3-8］。

表 3-1　Health　related Quality of Life
（SF36）

		平均値	標準偏差[註1]
身体面のQOL	身体機能	47.0点	13.2
	日常役割_身体	45.0点	13.1
	体の痛み	46.8点	11.0
	全体的健康感	45.0点	10.4
精神面のQOL	活力	46.9点	10.9
	社会生活機能	44.9点	12.9
	日常役割機能_精神	44.9点	13.6
	心の健康	45.9点	11.7

註1　日本人の標準得点を50点としたときの得点を示した。

3）ご遺族の健康、健康関連QOL

　ご遺族自身の健康に関連するQOLについて示します。8つの領域について、0点〜100点までで評価をしました。得点が高いほど、QOL（生活の質）が下がっていることを示します。日本人の標準的な得点を50点としたときに、ご遺族の得点がどの程度であるかを示しています。8つの領域全てにおいて、日本人の標準得点よりもご遺族の得点が低いことがわかります［表3-1］。

　ご遺族では特に、心理的負担を感じていらっしゃると考えられることから、以上、8つの領域のうちの「心の健康（精神面のQOL）」についてより詳しく分析を行いました。関連しうる要因を［表3-2］にまとめています。

　心の健康状態は、男性に比べて女性で不良な人が多いと言われていますが、HBVのご遺族においては、性別による違いは認められませんでした。年齢については、若年のご遺族の方が心の健康に不調をきたしている可能性が示されました。また、死別後の経過年数が長い人の方が、心の健康が良好である可能性が示唆されました。大切な人を亡くした時、「この悲しみはいったいいつまで続くのだろうか」と苦しさを覚える人も少なくありません。必ずしも時間が経てば回復するわけではありませんが、本研究にご協力いただいたご遺族においては、死別から時間が経っている人ほど、心の健康状態が良い傾向がありました。

　ご家族がお亡くなりになってから何年経ってもつらい思いをされている方もいらっしゃいますし、お亡くなりになって何年も経った後、ふとした瞬間につらさ

表3-2　心の健康に関連する要因

ご遺族の性別	本研究では、関連がみられず
ご遺族の年齢	年齢の低いご遺族ほど、心の健康が不良
故人の感染によって遺族が差別された経験	差別された経験がある人ほど、心の健康が不良
遺族の経済的な暮らし向き	暮らし向きが悪い人ほど、心の健康が不良
死別後の経過年数	死別後、間もない人ほど、心の健康が不良
健康の自己評価	自分の健康状態が良くない人ほど心の健康が不良
生きがいの数	生きがいが少ない人ほど、心の健康が不良
心の支えになる人の数	本研究では、関連がみられず

があふれる人もいらっしゃいます。そのため、単純に「時薬（ときぐすり）」とは言えません。今回の結果は、あくまでも、全体的な傾向であることにご注意いただけたらと思います。

　そのほか、経済的な暮らし向きにゆとりがある人、ご自身の健康状態が良いと感じていらっしゃる人、生きがいをたくさん感じていらっしゃる人ほど、心の健康状態が良いことが分かりました。先行研究でも、経済的な暮らし向きと心の健康状態には関連があることが報告されています。家計を支えていた大黒柱を亡くしたご遺族においては特に、経済的な基盤に関わる支援も必要であると考えられます。

　対人関係については、故人が感染していたことによって差別された経験のあるご遺族で、精神健康が不良であることがわかりました。［表3-2］には示していませんが、心の健康に関連する要因を、階層的重回帰分析という分析方法を用いて検討した結果、故人が感染していたことで差別された経験があるご遺族では、差別されるのではないかという不安を抱え、それが心の健康に負の影響を与えている可能性が示されました。

　なお、心の支えとなる人の数と心の健康との間には、関連が認められませんでした。一般的には、心の支えがある人の方が心の健康が良好に保たれます。しか

し逆の関係も考えられます。つまり、心の健康が悪化した人の方が、（悪化への
サポートとして）たくさんの心の支えを保持しているという状況です。したがっ
て、心の支えが多い人イコール心の健康が保たれている人とも言えず、今回の分
析では統計学的な関連がみられなかったと考えられます。

▶ご遺族の思い

　アンケート調査をする前に、ご遺族にインタビューをさせていただいた際、
「納得できない思い」「孤独」「くやしさ」「怒り」「後悔」「悲しみ」などを感じて
いらっしゃることがわかりました。そこで、アンケート調査にもそれらの思いを
項目として載せ、死別後1年の間の思いと、現在の思いをそれぞれお尋ねしまし
た［図3-9］。

　その結果、「納得できない思い」「孤独」「くやしさ」「怒り」「後悔」「悲しみ」、
すべてにおいて、死別後1年間に比べて、現在、それらの思いが和らいでいるこ
とが分かりました。ある一定程度は、こうした複雑な思いが落ち着いていく傾向
にあると言えます。では、時が経てば経つほど、こうした思いは軽減されていく
のでしょうか。それを検証するため、死別後経過年数の長さと、それぞれの思い

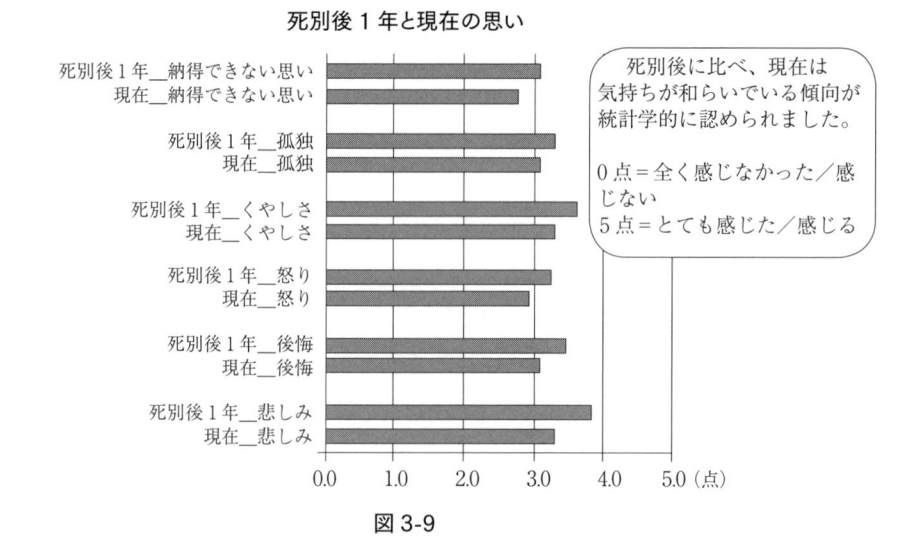

図 3-9

の軽減度との相関関係を見ました。その結果、悲しみや孤独感は、年月が経つほど少しずつ減少していくことがわかりました。しかしながら、後悔や怒り、悔しさ、自責の念、納得できない思いは、死別後の経過年数との関連性が認められませんでした。

　HBV感染被害者に限らず、誰もが大切な人との別れを経験する可能性があります。大切な人との別れは、悲しみや孤独感をもたらします。しかし、後悔や怒り、悔しさ、自責の念、納得できない思いは、集団予防接種等によるHBV感染による死別の特徴の一つと言えます。そして、こうした思いは、時間が経過しても、軽減しづらいものであることが示されました。

▶逆境下の成長

　過酷な経験をした後に、PTSD（Posttraumatic Stress Disorder）を発症するということをご存知の方も多いかと思います。PTSDは阪神淡路大震災の後、特に注目を集めました。東日本大震災やいじめなどのニュースで、PTSDという言葉をお聴きになった方も多いのではないでしょうか。つらい経験をすれば、その分、心身に不調をきたす可能性があります。その一方で、そうした経験をきっかけに成長する可能性があるという指摘もあります。こうした成長のことをPTG（Posttraumatic Growth）といいます。あるいはBenefit findingsといった概念で説明されることもあります。

　周囲が勝手に「つらい経験も成長に変わるはず」と期待することは、過酷な経験をされた皆さまにとって負担になることでしょう。しかし、苦悩の果てにそれを乗り越え「つらい中でも自分が得たものがある」と感じているご遺族の存在を記しておくことも重要であると考えます。このような事実に、そっと励まされるご遺族もいらっしゃるからです。そこで今回は、過酷な経験をされたご遺族が得たもの、そして失ったものを明らかにするために、故人の感染判明以降に生じた変化についてお尋ねしました［図3-10］。

　故人の感染判明後から今までに得られたものについて、特に多かったのは「6）1日1日過ごしていくことに対して、大切に感じるようになった」、「7）家族との絆（関係）は強くなった」「10）あなたの生活は健康に注意を払うようになった」などの項目でした。「7）家族との絆（関係）」は強くなったご遺族がいらっしゃ

78

個人の感染から今までに得られたもの

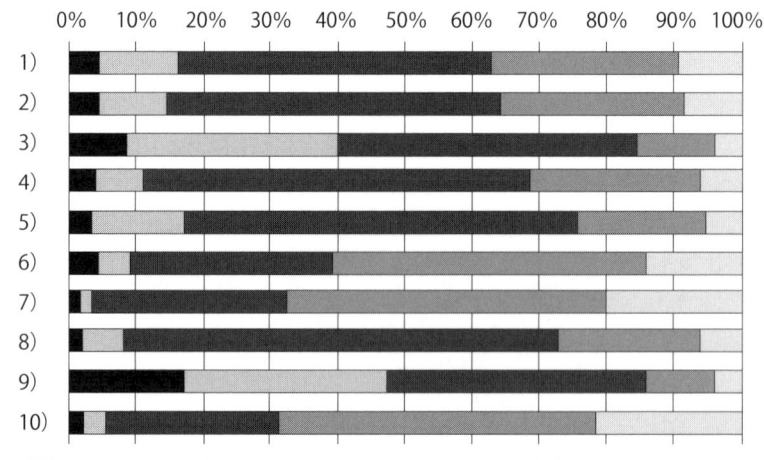

1）あなたの精神的な強さは
2）人生を乗り越えていく自信は
3）新しい生きがいや人生のたのしみは
4）人や社会のために役に立ちたいという思いは
5）何事に対しても
6）1日1日を過ごしていくことに対して
7）家族との絆（関係）は
8）友人との絆（関係）は
9）被害を受けていなければ得られなかったような、信頼できる友人や知人は
10）あなたの生活は

図 3-10

表3-3　ストレス対処力SOCの平均得点

	平均	標準偏差	平均年齢
集団予防接種などによるHBVのご遺族	53.9	15.3	60.7
（参考1）薬害HIV感染被害者遺族	58.1	14.9	58.2
（参考2）東京都B区住民	56.5	10.2	44.1
（参考3）秋田県C町住民	54.5	9.9	47.6

参考値は、山崎・井上（2008）p.191から引用

る中で、「8）友人との絆（関係）」については、強くなったという回答が少ない
こともわかりました。同様に、「9）被害を受けていなければ得られなかったよ
うな、信頼できる友人や知人」については、全く得られていない、ほとんど得ら
れていないという回答が半数近くを占めました。また、「2）新しい生きがいや
人生の楽しみ」についても、全く得られていない、得られていないという回答が
4割を占めました。全体的に、まだまだつらい渦中にいらっしゃるご遺族が多い
ことから、人生の再構築に向けた支援の在り方を、当事者の皆さんと一緒に考え
ていくことの重要性が確認されました。

▶ストレス対処力SOC

　ご遺族は、たくさんのストレスに曝されていることが予想されます。そこで、
本研究では「生きる力」に近い概念であるストレス対処力Sense of coherence
（以下、SOC）を測定しました［表3-3］。SOCは、ストレスを引き起こしうる出来
事や状況に遭遇してもなお健康を保持でき、場合によってはそれを成長の糧にさ
えできる力として注目を集めています。SOCを概念化した研究者アントノフス
キーは、第二次世界大戦中のユダヤ人強制収容所から生還した人々の中に、精神
的・身体的健康を良好に保っている人がいることに着目しました。過酷な経験を
されたにもかかわらず、健康状態を良好に保っている人々に共通する力をアント
ノフスキーはSOCと名付け、測定するための尺度（ものさし）を開発しました。
アンケートに答えることによって、人々のSOC得点が算出できます。SOC尺度
を用いた研究は世界各国で進んでおり、日本国内でもSOCが高い人において、
健康状態を良好に保ちやすいことが確認されています。SOCは得点が高いほど、
ストレス対処が高いことを表します。HBV感染被害者遺族のSOC平均得点は、

表3-4 ストレス対処力 SOC に関連する要因

遺族の性別	本研究では、関連がみられず
遺族の年齢	年齢が高い人ほど、SOCが高い
遺族の経済的な暮らし向き	暮らし向きの良い人ほどSOCが高い
死別後の経過年数	死別後経過年数がたっている人ほどSOCが高い
健康の自己評価	自身の健康状態を「良い」と評価している人ほどSOCが高い
生きがいの数	生きがいが多い人ほどSOCが高い
心の支えになる人の数	サポートが多い人ほどSOCが高い
故人の感染による遺族の差別不安	差別不安が多い人ほどSOCが低い

53.9点（標準偏差15.3）でした。参考値と比較すると、集団予防接種などによってHBVに感染した家族を亡くした人々では、SOC得点が低いことがわかります。なぜ他の集団に比べて、HBVのご遺族においてSOCが低いのか、明確な理由はわかりません。しかし、HBVのご遺族のストレス対処力が極めて低くなっていることは事実です。今後さらなる検討が必要といえます。

　HBV被害者遺族の中でも、SOC の高い人と低い人がいらっしゃいます。では、どのようなご遺族で、SOCが高いのでしょうか。HBV被害者遺族の中でSOCの高低を左右する要因を統計学的に検討しました。その結果を［表3-4］にまとめています。

　ご遺族の性別とSOCとの間には関連がみられませんでした。他の研究においても、SOC得点は性別による差はないと考えられています。集団予防接種等によるHBV感染でご家族を亡くされた方以外で調査をしたときと同様に、今回も性別による違いは認められませんでした。他方で、年齢が上がるほど、SOCが高いことが確認されました。こちらも、SOCが年齢と共に少しずつ上がっていくという研究結果と一致するものです。

　また、暮らし向きが豊かな人でSOCが高いこと、情緒的なサポートをしてくれる人が多い人でSOCが高いこともわかりました。SOCは大変な出来事や状況において、困難に柔軟に対処する力であり、「資源動員力」とも言われています。ここでの資源とは、サポートしてくれる人の存在やお金、知識などが挙げられま

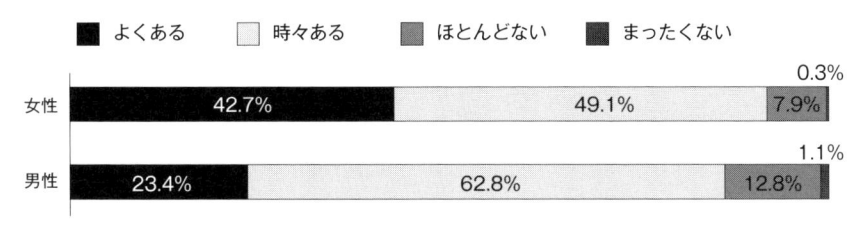

故人のお人柄や思い出を誰かに話すこと

■ よくある　　□ 時々ある　　■ ほとんどない　　■ まったくない

女性　42.7%　49.1%　7.9%　0.3%

男性　23.4%　62.8%　12.8%　1.1%

図 3-11

す。今回の結果から明らかになったように、経済的な暮らし向きに困っている人や心の支えになってくれる人が少ない人では、ストレスに対処力SOCも低下しやすいと考えられます。ストレス対処力が高い人は、その後もさらにサポートを獲得しやすいという好循環が生まれることも報告されています。経済面を好転させるには時間がかかりますが、人とのつながりをつくっていくことは、私たちにも始められます。また、SOCは、「助けてくれる人がいる」だけでなく、「お世話をする」ということによって向上することもわかっています。今回の調査でも、生きがいがたくさんあるご遺族ほどSOCが高いことがわかりました。生きがいづくりや無理のない範囲で役割を担っていただくような関わり方が大切といえます。

　その一方で、差別されるのではないかという不安を抱えているご遺族ほど、ストレス対処力SOCが低いことが示されました。前述のように、SOCは「資源動員力」とも呼ばれます。差別されるのではないか、という不安をお持ちのご遺族では、困ったときに誰かに助けを求めることを躊躇することも考えられます。社会に存在するHBVへの誤解や無理解を解消し、ご遺族が気軽に助けを求められる社会にしていくことで、ご遺族のSOCも高まるのではないでしょうか。

▶思い出を話すということ

「故人のお人柄や、思い出を誰かにお話しされることがありますか」と訊ねた結果を男女別に示します［図3-11］。男性に比べて、女性の方が故人のお話をなさっていることがわかります。HBVのご遺族に限らず、男性は誰かに心の内を話す機会が少ないと言われています。先行研究では、つらい状況でも、助けを求める

ことを恥ずかしく思ったり、我慢すべきであると考えたりする男性が多いことが報告されています。しかし、過酷な経験をしたり、大切な人を亡くしたりすれば、気持ちが落ち込むのは当然の反応です。「男性は弱音を吐いてはいけない」という決めつけが、自身や周りを苦しめることのないよう、心掛けたいものです。

　次に故人のお人柄や思い出を誰かに話す頻度と心の健康状態との関連性を男女別に検討しました。男性においては、故人のことを話しているかどうかは心の健康とは関連がみられませんでした。女性では、故人のことを「時々話しているご遺族」と、「ほとんど話していない・話していないご遺族」との間に統計学的な違いが見られました。つまり、ほとんど・全く故人のことを話さないご遺族よりも、時折、故人のことをお話しされている方々の方が心の健康状態が良いことを示しています。死別による悲嘆でつらい思いを抱えている人を支える場面では、遺族がお話ししたいときに故人のことをお話ししていただくことが重要視されています。誰かに話すことによって、自分の気持ちが楽になったり、自分の感情を整理できることもありますし、同じ経験をした人との会話を通して「私だけではなかった」という安心感を得られたりする効果があるのです。

　今回の調査結果では、故人のことを思い出話として話せるようになった人は、お気持ちも安定して心の健康状態が回復しやすいことが推察されました。「話すこと」によって心の健康が回復したと断定することはできませんが、故人の思い出を時々語ることは、心の健康を穏やかにしてくれる作用があると考えられ、そうした効果は女性において顕著だということがわかりました。

▶ご遺族の望み

　アンケートでは、今後の支援についてご遺族が望むことを尋ねました［図3-12］。ご遺族向けの支援として望むことと、国や社会に望むことに分けてお聞きした結果をお示しします。ご遺族向けの支援として望むこととして、最も多かったのは経済的な支援でした。また、遺児育英奨学金も約2割のご遺族が望んでいることがわかりました。多くのご遺族が大黒柱を失っており、暮らしを不安視していることが、経済的な支援等を望む声につながったのではないかと考えられます。また、遺族へのカウンセリング、遺族同士の交流会を望む声もありました。つらいと思ったときに、気持ちを吐き出す場や、よりどころになる居場所がなければ、

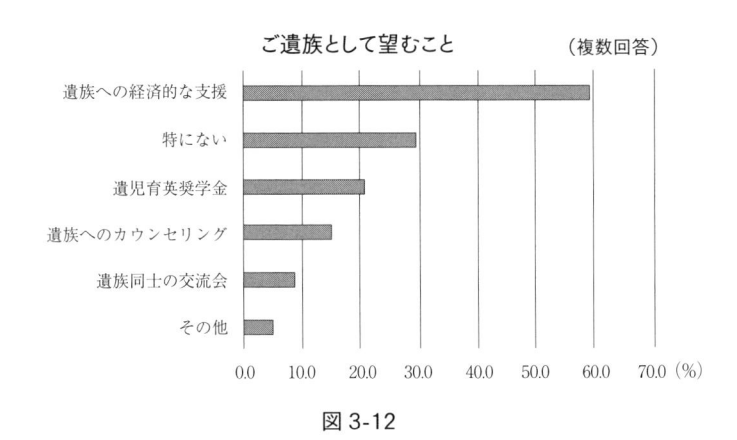

図 3-12

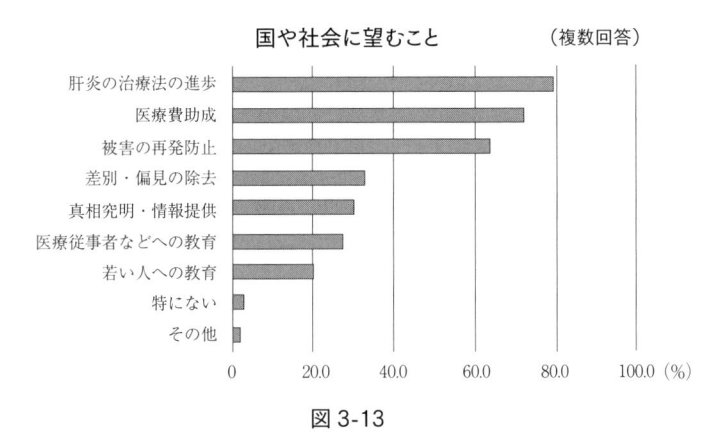

図 3-13

そのつらさを独りで抱えて生活することを余儀なくされます。ご遺族がカウンセリングや遺族同士の交流会など、安心して自分の気持ちを表出する場を求めていらっしゃることがわかりました。

　国や社会に望むことを尋ねた結果、ご遺族個人に向けた支援以上に、多数の希望が寄せられました［図3-13］。今回の回答の中で最も多かったのは「肝炎治療法の進歩」を望む声でした。次いで、「医療費助成」、「被害の再発防止」が挙げられました。「差別・偏見の除去」や「真相究明・情報提供」を望む声も約3割ありました。「医療従事者への教育」も4分の1以上のご遺族が望んでいました。

　ご遺族の中にある、「故人の死を無駄にせず社会を良くしてほしい」という思

いがこれらの結果に反映されたのではないかと思います。薬害HIV感染被害者遺族でも、死を社会的に意味のあるものにするという「遺志の社会化」が強く願われていました。今回、協力してくださったHBV感染被害者遺族においても、「この教訓を生かしてほしい」、「これ以上、苦しむ人を増やしてほしくない」という思いが、今回の結果に表れていると考えます。

❖………おわりに

▶調査の限界と今後の課題

　本研究では、貴重な回答をたくさんお寄せいただきました。しかしながら今回の分析結果を解釈するうえで、いくつかご留意頂きたい点があります。

1）この結果がご遺族全体にどこまで当てはまるのか

　本調査では、約6割のご遺族がアンケートにお答えくださいました。その一方で、アンケートに回答されなかったご遺族も約4割いらっしゃいます。その方々は、現在どのようなことにお困りなのでしょうか。「大変厳しい生活状況にあるため、アンケートどころではない」という人や、「封書をあけるのもつらい」という人、「問題を感じておらずアンケートにも関心がない」という人など、さまざまな人がいらっしゃることと思います。本研究を通して、HBV感染被害者ご遺族の皆様の健康や生活に、さまざまな困難が生じていることが明らかになりましたが、これらの結果はアンケートを回答してくださった方々のご意見であることに注意が必要です。アンケートに回答されなかった方々が、より一層深刻な問題を抱えている可能性も否定できません。

2）過去に関する質問への揺らぎ

　今回の調査では、想起バイアス（思い出しバイアス）も考えられます。想起バイアスとは、過去のことを振り返ってお答えいただいたことが原因で生じる回答の偏りのことです。今回の調査では、過去のことを振り返ってお答えいただく質問がいくつか含まれていました。過去のとらえ方は、現在の気持ちにも左右される可能性があります。今、つらいお気持ちでお過ごしのご遺族は、過去のつらい経験の印象が鮮明であり、そうした経験をたくさんお書きくださったかもしれません。

3) 因果関係の方向性

　研究には、大きく分けて「横断研究」と「縦断研究」があります。横断研究とは、1時点のデータを用いて分析する研究です。縦断研究とは、1回目の調査に続き時間をおいてさらに調査を重ねる研究です。今回の調査は「横断研究」を採用しました。横断研究では、因果関係を検証することが困難です。例えば、ご遺族において、生きがいがたくさんある人では、心の健康状態が良好であることが今回の研究結果から見えてきました。一見、生きがいがあれば、心の健康状態が回復していくとも読み取れますが、逆の関係性も考えられます。すなわち、心の健康状態が安定しているからこそ、生きがいを探したり楽しめたりするという方向性です。「心の健康」と「生きがい」、どちらが原因でどちらが結果なのか、残念ながら横断研究では検証ができません。こうした因果関係の検証をするためには縦断研究によって、追跡調査を行っていくことが求められます。

　以上のように、この調査には、まだまだ検証が必要なこともたくさんあります。したがって今後も丁寧な検証を行うことが必要です。

▶まとめにかえて

　本研究の結果から、ご遺族が人生の様々な局面でたくさんの悲しみや不安を感じられてきたこと、現在も複雑な思いを抱えていらっしゃることが明らかになりました。今後、HBVの患者さんはもちろん、ご遺族の人生再構築に向けたサポートが必要であると考えられます。今回、たくさんのご遺族がアンケートに回答してくださった背景には、故人の死を無駄にしたくないというお気持ちや社会を良くしていきたいというお気持ち、つらい思いを誰かに伝えたいというお気持ちなど、さまざまな思いがあったことと思います。研究結果からわかったことを支援につなげていくことが今後の課題だと考えます。自分の中にある誤解や偏見を見直すことや、ご遺族への声のかけ方を考えてみることなど、私たちの身近な変化が社会を変えていく第一歩になります。この書籍をお読みになった皆様にもお力添えをお願いできれば幸いです。

2　承認論の視点から見た遺族ケアの哲学的考察
── HBV遺族調査を踏まえて

❖………はじめに

　本稿では、遺族ケアのあり方について哲学的な観点から考えてみたいと思います。ここでは、近年、哲学だけでなく、社会学や教育学などさまざまな分野でキー概念となりつつある「承認論」という考え方を用いながら、B型肝炎ウィルス（以下HBVと記します）感染で亡くなられた方の遺族調査の成果の一部を踏まえて、遺族ケアのあり方について考察します。

　ところで、欧米では、遺族ケアを含めた死別に関する研究が盛んです。日本でも近年、死別にかかわる研究が増えつつあると思います。本稿では、最初に近年の死別研究の成果のいくつかを紹介し、死別研究の現況について、簡単でありますが、述べてみたいと思います。次に、哲学からの理論的アプローチとして、「承認論」の議論を用いながら、遺族ケアの哲学的な考察をしたいと思います。この承認論ですが、さまざまな議論があります。私は、A.ホネットや Ch.テイラーなど現代の多くの論者が依拠しているヘーゲルの承認論の枠組みを使いながら、遺族ケアの理論的な基礎づけを試みたいと思います。その上で、HBV遺族研究の現段階での成果（岡ほか2015：27-31）を示しつつ、遺族のおかれた状況とその特殊性について述べておきたいと思います。最後に、これらの考察を踏まえた遺族ケアの具体的あり方について考察したいと思います。

　そのさい、以下の三つの点に留意したいと思います。一つ目がケア概念を拡張して用いるということです。医療や福祉の領域に特化したケア概念ではなく、人間的なあり方に関わるケア概念をここでは想定したいと思います。二つ目が、精神分析などが試みている内在（内面）性に着目する遺族研究の射程を見据えることです。そして三つ目として、精神を、人間の心にのみ還元するのではなく、経済的基盤と社会的排除の視点を組み入れた具体的なあり方として考察することです。もう少し補足をしておきます。

　一つ目のケア概念の拡張ですが、ケアには、一般的に専門家によるケア（看護師、ソーシャル・ワーカー、心理カウンセラー、支援団体の職員など）が想定されま

すが、非専門家によるケアも含めていく必要があります。また、ケアをする側とケアをされる側とを分離し固定することを避けることも必要かと思います。広い意味での配慮を含んだケアのあり方も含めて、遺族ケアの可能性を追求することが大切かと思います。二つ目の内在化については、精神分析的な視点から遺族が故人の存在を自分の心の中にとどめておこうといった場合の〈内在化〉は、遺族が主観（心）の中で故人を内面化すること意味すると思いますが、私は、内在化という言葉に対して、精神化という言葉を用いた方が良いかと思います。精神を、主観の内面だけでなく、主観を超えた社会性や共同性を含みこんだ概念として用いることで、より包括的なケアが可能となると考えるからです。もちろん、主観の内面性のあり方を重視することは必要ですが、主観の中で内面化された故人との絆を維持するには、主観を越えた広い意味の精神性が確保されなければならないと思います。私は、精神分析的な視点からだけでなく、自己と他者、自己と共同体との相互承認のプロセスを含んだ社会的・歴史的な視点を持つことが、遺族の故人との絆の安定的な維持のためには有効であると考えます。そして三つ目の精神を具体的に捉えるためには、人間の社会生活の営みを考察しなければならないと考えます。本省ではHBV遺族が現実に置かれた状況（経済的基盤の喪失と社会的排除）を踏まえながら、遺族と故人をめぐる社会的承認がどのようになされるべきかを考察します。

❖………死別研究の現況

　1970年代までの死別研究では、フロイトの精神分析に依拠しながら、故人への愛着を断ち切ることが、遺族の立ち直りに必要だとする考え方が主流でした。このように考える背景には、〈自立（自律）〉を人間の理想とする近代的主体概念の普及があります。ところが、近年は、故人との〈絆（強い結びつき）〉を維持することが、遺族ケアにとって有効だという主張が実証的な研究を踏まえて、積極的に述べられるようになりました。故人との絆を維持することが、遺族の立ち直りにとって重要だという主張ですが、こうした見解が出てくる背景には、人間存在の根本的あり方を自立ではなく〈依存関係あるいは自他関係〉において捉えようとする見方が 一定の影響力を持つようになったことがあると考えます。とは

言っても、故人とのあらゆる絆の維持が求められるわけではなく、同時にその絆の質も問われています。例えば、故人の物（残したモノ）への固執は、遺族によくない影響を及ぼす場合もあると指摘されます。求められるのは、遺族と故人との「内在的な」絆というわけです。したがって、遺族ケアにとって重要なことは、故人との内在的な絆を維持できるような支援のあり方を探ることになるわけです。

　さて、上記の死別研究は、精神分析的・心理学的アプローチからのものであり、遺族の内面性を重視したものです。よりよい絆の維持は、故人を内在化した遺族の内面において可能なのであり、そうした内面性の安定の維持には、専門家によるケアが必要になることもあります。しかし、故人はもはや実在しないのだから、故人の存在は遺族の一方的な思い込みと感じられる場合もあり、故人との絆が不安定化する可能性は残り続けます。故人との絆を維持する上で、遺族の主観（の一方）的な内面だけを問題とする限り、絆は不安定化します。あるいは故人についての「意味の再構成説」についても、主観による故人の一方的な意味づけにとどまることになります。私は、遺族が故人との安定的な絆を維持するには遺族と故人の間での相互承認を考えてみる必要がある、と思います。次に、承認論の視点から、遺族ケアのあり方を検討してみます。

❖………**遺族ケアの理論的枠組み**──承認論の視点から

議論のためにこれから依拠する承認論にはさまざまな議論[*1]があります。本稿

----

　*1　承認論は、人間形成の原理として、18 世紀から 19 世紀にかけてのドイツ観念論（主にフィヒテやヘーゲル）のなかで議論されてきました。その際の承認論は、自己と他者の相互承認として、17 世 紀以降の近代自然法思想に起源をもつ〈個人の自由〉と〈他者との共同〉をいかに両立させるかという課題を受け継いだもので、自己と他者の相互承認を通じて、その両立を果たそうとする考え方です。18 世紀末のフィヒテは、自他の対立を前提と した人間が社会において自由な存在者であるためには、各人が自分の自由を「制限」し相手の自由を承認しなければならない年、そこから自由の理念を基礎とした社会を説明できるとしましたが、19 世紀に入りヘーゲルは、このフィヒテの問題意識を受け継ぎながらも、フィヒテの承認概念には具体性がないと批判し、より内実のある承認論を構想していきました。　ヘーゲルは、自己と他者の間には、フィヒテが前提とした〈対立関係〉だけでなく、同時にフィヒテが見落とした＜媒介関係＞もあると捉えました。そして、自己と他者は、他者との対立や葛藤を通して、そうした関係性、つまり自己に

では、その中でも現代の承認論に大きな影響を与えたヘーゲル（1770-1831）の承認論を参照したいと思います。ヘーゲルは承認論を原理的に考察しています。ヘーゲルは、自己の成り立ちに、他者との関係性という視点を組み入れた上で、「自己が自己である」というアイデンティティは、自己と他者との関係性において成り立つという考え方を示しています。「私は私である」ということは、「私は他者ではない」ということですが、ここには「他者を否定する」という〈他者の排除〉と「他者を媒介している」という〈他者の媒介〉が分かちがたく結びついているというのです。端的にいえば、私とはこのような矛盾をはらんだ〈他者との関係性〉のことです。このような視点から大切な人との死別経験をとらえ返すと、大切な他者の喪失は、その〈他者と自己との関係〉の喪失、言い換えると、〈他者と関わっている自己〉の喪失です。つまりそのような〈自己〉を喪失することなのです。では、このような自己喪失から、遺族は故人との間でどのように自己を回復できるのでしょうか。自己（遺族）は他者（故人）との関係で肯定的な意味を見出すための論理が必要です。遺族が、故人を他者とし、そこから自己を回復する論理として、相互承認論を利用してみます。

　ヘーゲルはいくつかの個所で承認論について述べていますが、ここでは1807年に出版された『精神現象学』（以下『現象学』）の承認論を参照してみます。ここでの承認には、大きく三つの段階があります。まず自己と他者との間の二者関係が問われる段階です（『現象学』の「自己意識」章で展開されます）。しかしそれ

　　とっては他者が、他者にとっては自己が不可欠であるということを自覚し、互いが互いの存在を承認することで、他者との共同性において自らの自由を実現していくことができる、と考えました。ヘーゲルは、『精神現象学』（1807）等で承認について主題的に論じていますが、特に「承認をめぐる闘争」や一面的な承認関係を扱った「主人と奴隷の弁証法」、「良心論」の記述は、20世紀の現代思想に大きな影響を与えました。現代においても承認論は、個人ないし社会集団のアイデンティティをめぐる問題として、あるいは各人の固有性はその差異において相互に承認されることで成り立ちうる問題として議論されました。例えば、Ch. テイラーは、他者による承認が個人や集団のアイデンティティに決定的な役割を果たすとし、正当なアイデンティティには、正当な承認関係が必要であることを説きましたし、またA. ホネットは承認にさまざまな段階（愛、法的、連帯）を認め、承認論をあるべき社会構想の原理として再構築しています。他にもさまざまな承認論が存在しますが、要するに、自己の成り立ちにとっては他者が、他者の成り立ちにとっては自己が決定的に重要だということであり、そのことの認識の自覚が、個々人の人間的成長やアイデンティティにとって極めて重要であるとする考え方です。

だけでは相互承認には不十分で、次の社会的な承認の段階が必要となります。自覚的な相互承認が成り立つ条件として、両者は普遍的な理念のもとに社会的に承認されていなければなりません（『現象学』の「精神」章で展開されます）。最後に普遍的な価値を共有した両者が、自覚的な相互承認を遂行していきます（『現象学』の「精神」章「良心」で展開されます）。

　ところで、承認には、二つの契機、つまり自己が〈他者から承認される〉という契機と自己が他者を承認する〉という契機があります。自己（A）が他者（B）を承認するということは、他者（B）からすると自己（B）が承認されるということですし、自己（A）が承認されるということは、他者（B）からすると、その他者（A）を承認するということです。なお、このときヘーゲルは、この自己と他者のそれぞれを〈自己意識〉を伴う自覚的な存在者と考え、そうした意識を持った両者による相互承認を想定しています。

　しかし、遺族と故人の関係は、この意味では相互的な関係となりません。なぜなら、故人は他者（自己意識を伴った他者）の位置を獲得していないからです。つまり、遺族と故人の間では、相互承認は原理的には成り立ちません。しかし私は、遺族は故人との関係においても、相互承認は可能だと、考えます。それは、遺族には、故人を他者化することが可能だからです。この他者化とは、故人の客体化ではなく、故人を実在する他者（自己意識を伴った主体）のように自己にとって〈自己を承認する存在〉とすることです。そのためには、遺族は、みずからを徹底的に受動化すること、つまり自らが故人を意味づけるのではなく、故人の声をありのままに聴き取ろうとすることが必要となります。このように故人を〈他者化＝主体化〉することで、自己意識が想定された相互承認に対しては限定的になるとしても、遺族と故人との相互性は成り立ちうると考えます。確かに、故人は実在しない以上、遺族が故人を一方的に承認するにとどまってしまう。その限りで、遺族と故人の絆の維持（つまり相互承認）は、実在する他者との相互承認が問題となる場合よりも不安定化します。その意味で遺族と故人の絆を維持しようとする場合には、故人の他者化のためのなんらかのケアが必要とされます。

　しかし、先みたように、そもそもヘーゲルは、自己と他者との二者関係だけでは、自覚的な相互承認は成り立たないと考えていま。自己と他者が互いに共有する普遍的な価値（実体）を媒介して、二者間の自覚的な相互承認は成り立つ余地

が生まれると考えます。なぜ個別的な二者関係だけでは、自覚的な相互承認が成立しないかというと、相互に承認を求めた結果、逆に両者の対立の面が際立ってしまうからです（ヘーゲルはこのあり方を『現象学』では、承認をめぐる闘争として描いています）。したがって、対立しながらも、自覚的な相互承認が成り立つためには、自己と他者が何らかの普遍性（ヘーゲルは〈自由〉の理念を想定しています）を共有していることが求められます。つまりその自由の理念を共有しているが故に、互いの個別の自由を承認することができる、ということになります。

　もちろん、二者の対立の面は残ります。しかし、この対立は、各人が自らの自由と他者との共同性を自覚する上で、肯定的な役割を果たします。他者の特定の自由を認めるとい うことは、普遍的な自由の理念の吟味につながるからです。そしてこのことが、自由の理念の具体化を促進することになります。また両者が普遍的な自由の理念を共有しているが故に互いの自由（具体的な行為に示された自由と、普遍的な評価基準としての自由）の一面性を指摘することができます。そしてこのことが、両者にとっての自由の具体化を促進することになります。このように普遍的な価値が共有された状態、言い換えると社会的に承認された状況を前提として、初めて自覚的な相互的承認の可能性は生まれます。

　このように考えますと、遺族と故人との関係においても、互いの関係の根底にある理念（共有される理念）が想定されていなければなりません。故人が普遍的な価値をもったものとして社会的に承認された存在して遺族のもとにあらわれるとき、遺族と故人との絆はより安定化することになります。

　ヘーゲルは、理念を共有した者同士の共同体を〈精神〉とみなしました。ヘーゲルは、『精神現象学』の古代ギリシア共同体を扱った個所で、ソフォクレスの悲劇『アンティゴネ』を例に挙げ、アンティゴネが、敵国同士で戦死した二人の兄を埋葬する家族共同体の掟を、敵国の兄の埋葬を禁ずる国家の掟に優先させた行為に、倫理的意味を見出しました。アンティゴネにとって、死者をそのまま放っておくことは家族共同体の根幹を崩壊させる行為です[2]。門脇の表現を借りると、アンティゴネの行為は「死体をこの自然の崩壊過程から救い出し、自らの手で抹消し、人間的に可能なガイスト（引用者註 ガイストとはドイツ語で精神のこ

---

*2　ヘーゲル『精神現象学』「精神」章A「直接的精神　人倫」を参照してください。

と）の世界に蘇らせる」（門脇 2013：174）行為です。つまり、埋葬とは、死者を共同体の中で精神化する行為なのです。この行為を通して死者は精神的な存在として共同体の中に再生するのである。つまり、埋葬とは、死者を共同体の中に再生させる行為です。故人は、遺された者の内面に意味づけられるだけでなく、遺された者たちの共同体の中に生きき続けます。

　しかし現代の葬儀にそのような意味を見出すことは困難かと思います。むしろ、遺族の一人ひとりが、遺族同士の結びつき（共同的な結びつき）を通して、故人の精神化、つまり故人の社会的承認を果たすことによって、遺族と故人の相互承認は促進されます。そしてそうした共同の場において、遺族は、自己が意味づけただけの故人ではなく、他者と共有し社会的に承認された故人、つまり他者化された故人との間で、自己に肯定的な意味を得ることになります。

❖………HBV遺族調査・研究

　本節では、「はじめに」でも触れた HBV遺族研究成果の一部を紹介し、次の項で改めて承認に基づいた遺族ケアのあり方について考察します。

　集団予防接種等によってHBVに感染した人は40万人以上と推計されています。私が所属している研究グループでは、集団予防接種等によるHBVで家族を亡くし、提訴している遺族に対して、郵送法による無記名自記式質問紙調査を実施しました。弁護団の協力のもと提訴している全国の遺族929世帯に郵送（2014年9月）し、565通の返送がありました。

　調査の結果（詳しくは第1節を参照してください）、4割の遺族が、経済的に厳しい生活を強いられ、また、約1割の遺族が、故人のHBV感染を理由に差別を受けたことが、わかりました。

　その調査票の中に、いくつかの自由記述欄を設けました。本章との関わりのある質問と回答について記しておきます。

・「あなたは故人の余命を知った後、故人と どのように過ごしましたか。（回答数
　344）」これについては、「ともに過ごした」、「普段通り過ごした」、「どうして
　良いかわからなかった」、「何もしてあげられなかった」、「告知の難しさ」など

が書かれており、遺族の無力感が読み取れ、遺族の自責の念につながるものと推測されます。

・「故人がB型肝炎であることに関連して、あなたが、人との付き合いで困ったことはありましたか。(回答数112)」これについては、「特に困ったことはない」という記述ある一方で、「話せない、隠す」といった差別・偏見にかかわる記述がありました。

・「故人はどのような人でしたか。現在、あなたにとってどのような存在ですか。(回答数377)」これについては、「頼りにしていた」、「誠実な人」、「見守ってくれる存在」など、遺族にとっての故人の存在の大きさが読み取れました。ただし、故人が夫の場合、妻の場合、息子や娘である場合、親である場合、記述の仕方は変わりますが、故人が子である場合、とくに悲痛な記述になっていました。

・「あなたが故人をおもって、なさっていることはありますか。お墓参りや、同じような境遇の人の支援活動など、どのようなことでも構いませんのでご記入ください。(回答数356)」これについては、「お墓参り」、「お供え」、「仏壇に手を合わせる」、「毎日の報告」、「話し合う」など、故人との関係を維持している記述が多くありました。そのさい、コーヒー、お酒、写真など、何らかのモノを介した故人との関係が維持されていました。他に「署名活動」、「裁判の傍聴」など、故人の思いを汲んだと思われる行為の記述もありました。

・「今後の被害救済や支援について、ご意見がありましたら、ぜひご記入ください。(回答数124)」これについては、医療機関・弁護士・研究者への感謝・満足・期待（一部不満・不信の記述もある）が表明されている一方で、国に対する要望（早期 解決、難病としての認可、二次感染者などの若い世代への支援、医療費助成などの経済的援助、仕事のサポート）が、具体的に述べられていました。

・「最後に、ご自由に意見やお気持ちをお書きください。(回答数209)」これについては、分量の大小も含めて多種多様な記述したが、共通しているのは大切な人を失ったことによる生活の激変と、その結果としての自己の維持が困難ということでした。これは、量的調査からも読み取れますが、遺族に大きなストレスを与え、場合によっては健康状況も悪化させていることも関係しています。また、生活の基盤が根底から崩されてしまったといいうことに加え、家族の将

来も奪われるなど、希望の喪失ということも書かれていました。さらに、自責の念、後悔、悔しさ、怒り、これ以上苦しめないで欲しいなど、悲痛な思いが書かれていたが、「B型肝炎の状況について知ってほしい」、「治療薬の開発への希望」、「医療費助成」、「生活支援（保険等）、将来に向けての要望も書かれていました。

遺族ケアの観点からしますと、HBV遺族の多くは、故人との絆の維持をさまざまなかたちで図っています。その一方で、経済的事情から、墓参りなどが十分できていない遺族もいます。さらに、罪責感、無力感など故人との関係において複雑な感情をもつ遺族もいます。差別や偏見等だけでなく、遺族同士が語り合える場がない（生活の困難、差別・偏見、裁判などで忙しい）ことや、HBVに対する偏見・無知による遺族と地域の分断によって故人の他者化や故人の社会的承認が困難になっていることも推測できます。また、調査票の回収率が約6割でしたが、そもそも調査に協力する余裕のない遺族が4割を占めること、また調査に協力したものの記述欄を空白のままにした遺族がかりの数に上っているということを考慮すると、実態はさらに厳しいものであることが推測できます。

したがって、故人との絆の維持が困難な場合、それが維持できるようなケアが必要となります。そのさい故人の他者化を促す専門家によるケアも重要 ですが、同時に、故人を遺族の内面に還元するだけではなく、2項でみましたように、故人を社会的に承認された存在（共有された理念）とすることも必要かと思います。そのためには、遺族同士が語り合える場（個人の存在の共有化を図る場）や遺族の悲しみや痛みの共有化の場を構築する支援が求められます。この点については次の項で述べます。

❖………承認論に基づく遺族ケアのあり方

この項では、遺族の承認の面に焦点を当てます。前項で、遺族と故人とのつながりの維持が、遺族が孤立していることによって困難となっていることが見て取れます。遺族と故人とのつながりの維持のためには、遺族が社会的に承認されていることも必要でしょう。差別や偏見にさらされたHBVに感染した人や遺族は、

少なくとも社会的に承認された存在とはいえません。もちろん一般的、法的な意味では、承認されている。しかし、存在の深いところで承認はされていないという思いを持つ遺族は多いかと思われます。その結果、遺族に、病気を隠す、死因を隠すという意識が働いてしまします。また患者の側も、病あるいは死が自己の人生にとって決定的に重要であるにも関わらず、そのことの表明が困難になります。こうしたことは これまでさまざまな差別を受けてきた人々に見られることですが、HBVの患者は、社会的に排除された状態で、自分の生死と向き合わざるを得ないだけでなく、そうした困難を、家族に打ち明けることすらできない場合もあります。また、その家族や遺族も、患者のそうした思いを受け止めながらも、何もできないという無力感を持つこともあるわけです。そうした場合、患者の死は、家族だけの（あるいは本人だけの）秘密として、社会に対して隠蔽され続けることになります。もちろん、周囲の人々に受け入れられることもありますが、しかし、受け入れられた場合であったとしても、自分の置かれた状況（突然遺族になってしまうこと）に、納得できないこともあるわけです。さらに、国に対する怒りや、何もできない自分への悔しさの感情も残り続けます。場合によっては遺族である自分（例えば、母子感染した）も、故人と同じ理由で死ぬかもしれないという不安と恐怖を抱えながら、生きてゆかざるを得ないわけです。またそうした状況の中でも原告団として国に訴え起こす遺族もいまが、しかし、そこで認められたとしても、認められない人々との対立を生むこともあります。その対立は、同じ境遇を生きざるを得ない人々に、この上なく苦しみを与えることになります。こうした厳しい状況の中に遺族は置かれています。

　集団予防接種等によるHBV感染患者は、国の公衆衛生行政の不手際の結果生まれたもの[3]です。国家の施策としての国民健康増進と感染者や遺族は、社会的に――国家からも、地域からも――排除され、隠蔽されます。このとき、遺族自身が罪悪感を持つ場合があります。家族を国家によって奪われた被害者の立場である遺族が、奪う側の立場に組み込まれる（直接 的にあるいは間接的に）ので

---

[3]　奥泉は、「『Ｂ型肝炎問題』とは、『集団予防接種でＢ型肝炎を感染拡大させた問題』であると同時に、再発防止の観点からは、より広く、『国の公衆衛生行政の誤りで数十万人という規模で感染症を拡大させた問題』である」（奥泉・久野2015：43）と指摘しています。

す。直接的というのは、例えば母子感染で、自分の子どもをキャリアにしてしまうことです。間接的というのは、HBV患者や家族に対する差別や偏見の故、遺族自らも、故人の存在を社会的に隠してしまう（例えば死因を隠す）ことです。遺族本人には責任はないものの、罪責感が生まれることで、遺族は二重の苦しみを受けます。これは遺族と故人の絆を揺るがすことにならないでしょうか。また、遺族の社会から孤立をより深刻にする のではないでしょうか。

　患者あるいは遺族は、国家の施策によって、生活の基盤が毀損されただけでなく、人間としての存在構造（関係の中で生き る人間のあり方）も毀損されたわけです。生活の基盤については、患者が家計を支える働き手である場合、家計の根本が崩れることになる、そうでない場合であっても、治療費などで多くの出費が必要となります。さらに人間の精神生活も毀損されました（関係が断ち切られる、つまり 孤立状態におかれるわけです）。このような状況においては、棄損された遺族の社会的承認が求められます。これは単に裁判で勝てばよいということではないわけです。

　遺族と故人の絆の維持（相互承認）には、故人の他者化が必要です。さらにこのことを安定化させるためには、故人の社会的承認と、遺族の孤立を防ぐことが必要です。これには、(1) 遺族の間で共同性が自覚されること、(2) 毀損された遺族が社会的に承認されること、が求められます。(1) の共同の自覚には、遺族同士、HBV遺族が被った痛みや傷つきやすさを共有することが必要です。もちろん、遺族の間にも、経験の違いから生じる対立が生まれることがあります(12)。しかし、遺族は、互いに故人を語る場をもつことで、同じ遺族としての共同性を自覚することになり、また故人のために何かを作る（例えばメモリアル・キルトを作る）場をもつことで、遺族間の対立を乗り越えていく承認関係がつくられます。言葉と創作の有用性に着目して、遺族の集いなどの共同の場を生み出していく環境を整えるための支援が求められます。(2) については、そうした状況で苦しむ人々（遺族）の社会的承認（さらに言うと、故人の社会的承認）を求める動きを起こすこと、そしてそのための支援を行うこと）が必要となります。そのために、毀損された者の記録を残す、あるいは歴史的に意味づける、教育現場などで啓発活動を行うことを通した、社会的承認を訴えていかなければなりません。そして遺族の間で共有された経験を、人間の vulnerability（傷つきやすさ）

にかかわるものとして、遺族だけのこととみなすのではなく、全ての人間に関わるものとして社会的に承認していくことが必要となります。こうした承認活動が、故人を含めた共同体の精神を具体化することにつながります。

❖⋯⋯⋯終わりに

　本節では、遺族ケアのあり方について、承認論の視点から考察しました。本来、承認とは、主体相互に成り立つものですが、ここでは遺族と故人という相互性が成り立たない場面で承認関係を問うという、ある意味矛盾した問の立て方をしました。しかし、現実には、多くの遺族が故人との関係を維持したいと考えていますし、理論的にも実証的にも、そのことが、遺族の立ち直りにとって有効であることが提唱されるようになりました。しかしもし、これが遺族による一方的な思い込みであるにすぎないとすれば、絆（bonds）を強調するにしても、不安定なものにとどまるでしょう。本章では、そうした故人に実在性を与えることによって、相互承認に近い関係が生み出されるのではないか、という立場から出発しました。そのためには、故人の他者化や故人の社会的承認が求められます。と同時に、故人の社会的承認を遂行していくためには、遺族間の相互承認、遺族とそれ以外の人々との相互承認というより、社会的なレベルでの承認関係の構築が必要になります。HBV遺族調査でみたように、遺族は、故人に対して、罪責感をもつ場合があります。この背景には、HBV感染の特殊性があると同時に、無知や偏見が社会的に一定の広がりを見せていることがあります。故人との関係を大切にしたいにもかかわらず、その故人を社会的に排除してしまうということは、遺族にとって苛酷なことです。相互承認には、何らかの価値の共有（共同性）が必要です。他者の自由を認めるには、自由という理念を共有していなければなりません。これと同じように、誰もが理不尽なかたちで遺族になる可能性、そうした人間存在のあり方を共通の価値として共有することが、遺族の 社会的承認につながるのではないでしょうか。そうした承認行為を広い意味での遺族ケアに組み入れるべきだと考えます。

第4章
学生へのメッセージ

1　当事者講義の学習効果

　2009（平成21）年の肝炎対策基本法によると、基本的施策の実施に当たっては「肝炎患者の人権尊重・差別解消に配慮」するとされています。また、2012（平成24）年度の肝炎対策関連予算には「国民に対する正しい知識の普及」として2億円が計上され、「職場や地域などあらゆる方面への正しい知識の普及」が位置づけられ、「新聞やテレビ等のマスメディアを活用して効果的に周知を図る」こととされています。しかし、「正しい知識」の内容や程度の詳細は明らかではなく、具体的な検証が必要となっています。また、「効果的」な「周知」は、「マスメディアを活用」するだけではなく、国民全体に対する学校教育の場においてこそ行われる必要があります。

　検証会議の被害者調査（回答1311）を対象とした先行研究（岡・三並2013）でも、HBV感染被害者の方々は、重篤な肝疾患での長期入院や退職などを余儀なくされ収入が減少した方（約7割）や、民間保険への加入を拒否された方（27.3％）、医療現場で不適切な対応を経験された方（16.8％）等、感染による人間関係の断絶や社会的不利が報告されています。

　このような感染による偏見差別の背景には、感染症に対する誤解に基づく恐怖心や、根拠のない不安が横たわっています。従って、学校教育や社会教育、地域での広報・啓発活動など、あらゆる生活場面で、HBV感染被害者への理解を深める必要があります。それが、マイノリティ差別に対する手立てにもなります。

　以上のことから本章では、集団予防接種等によるHBV感染被害に関する既習

経験が一度もない大学生に対して感染者理解の講義を行い、その学習効果を検討しました。

❖⋯⋯⋯研究対象と調査方法

研究対象はHBV感染被害に関する既習経験がない大学生としました。

2014年4月から7月、福祉系大学において「HBV感染者理解」をテーマとした当事者講義を行い、そのうち7月の講義において質問紙調査（巻末に資料として掲載）を実施しました。質問項目は、HBV感染ルートや予防法、感染被害者の生活上の困難等と、授業参加態度に関する項目から構成しました。本研究では、回収したデータのうちHBV感染被害に関する受講が初めての学生の自由記述を対象として、KJ法（川喜田1967、1970、1986）を参考にした質的研究を行いました。

（1）KJ法を用いた質的研究

HBV感染被害に関する既習経験がない大学生の自由記述の中から、研究目的に照らして関係がありそうな記述をKJラベルに転記し、多段ピックアップによって厳選したラベルを元ラベルとして、狭義のKJ法を実施しました。

（2）倫理的配慮

研究代表者の所属する研究機関の研究倫理審査を受けて、承認された後に調査を実施しました。調査は無記名であり、回答者の匿名性確保等の倫理的配慮を行うとともに、調査目的と研究倫理の遵守に関して口頭での説明を行い、回答は自由であることを確認しました。

❖⋯⋯⋯結果

▶事前調査

【KJ法の結果】

ラベル群のグループ編成を3回繰り返した結果、最終的に、《施設体験で職員にB型肝炎の人は危ないと言われた》、《講義テーマの理解があいまいだ》、《健康被害には四日市ぜんそくや水俣病も含まれると思う》、《死を巡るケアにためらいがある》、《当事者でないのに理解したというと偽善者のような気がする》、《看取

り前後の専門性のかかわりを学びたい》、《被害者の為にできることはないだろうか》の7個の「グループ」に統合されました。これらのグループを配置して完成したKJ法図解［103頁、図4-1］『テーマの不透明さと期待』に関して、以下に考察します。

❖………最終的なグループの表札と配置

▶A.【世間の目】

自由記述として、《施設体験で職員にB型肝炎の人は危ないと言われた》経験があると答えた学生がいます。福祉従事者であれば、B型肝炎は日常生活では感染しないことを承知している筈ですが、本事例のような誤解が存在していることからも、社会の無理解が推察されます。適切な情報提供によって、誤解や偏見を解く必要があります。

▶B.【漠然】

学生の中には、「B型肝炎患者と出会ったことがなくイメージが持てない」、「B型肝炎ウイルスなど自分に関係ないと思っていました」、「最初B型肝炎と聞いてもあまり実感がわかなかった」、「授業内容はTVでしか見たことがなく分らないことが多い」など、『B肝についてよく知らない』状況がみられました。また、「B型肝炎について良くわからないので詳しく知りたい」、「ニュースで見たが深くは知らないので知る事ができると思う」など、『きちんと学びたい』とも感じていました。さらに、「何を学ぶのか自分の為になるか今はまだ良く分らない」と答える者もおり、《講義テーマの理解があいまいだ》と受け止めていました。

▶C.【社会的被害】

講義テーマの一つが健康被害であったことから、《健康被害には四日市ぜんそくや水俣病も含まれると思う》と記述した学生がいました。公害に関する学習は、小中学校の社会科や高校の現代社会、日本史をはじめ、大多数の学生達が学習経験を持っています。そこで、学生に馴染みのある健康被害として公害を講義の導入段階で取り入れる工夫や、HIVとともにHCVやHBVに関する感染被害の問

題を教材として扱うことも検討に値します。

▶D.【迷い】

　少子化、核家族化の中で育った学生たちは、「離れて暮らしているため親族の葬式に出たこともない」、「死が今の私たちから離れているため良くわからない」など、『人の死に立ち会った経験がない』といいます。また、「遺族ケアは他人の家に踏み込むので難しいことだと思う」と逡巡するなど、《死を巡るケアにためらいがある》としています。生活体験の単調化や人間関係の希薄化など、日常から「生」や「死」が切り離され、喜怒哀楽のむき出しの感情に向き合う機会も少ない学生たちに、実感を伴った教育法の検討が必要です。

▶E.【偽善か】

《当事者でないのに理解したというと偽善者のような気がする》との率直な記述があります。困難な状況下にある他者の労苦を、あたかも「理解した」かのように安易に公言することの偽善性を告発しています。むしろ傍らにいて、相手の「理解しがたい」苦悩に思いを寄せることから関係性を紡ぐことの意味を問いかけています。

▶F.【看取り】

　「死」を身近に感じない学生たちではありますが、「健康被害遺族への専門家のケア・サポートを学びたい」、「遺族ケアが自分でできるならしっかり学びたい」など、専門的遺族ケアへの志向や、「母は祖父の死でパニック障害に。被害者遺族ケアは一層必要と思う」、「最近家族を亡くして悲しみは良くわかるので色々学びたい」など、実体験に基づいた思いから、『遺族に求められるケアとは何か』との問いが投げられています。「人の死に関わる仕事をしており参考にしたい」と、自己の従事する職務に引き付けて述べる勤労学生もおり、《看取り前後の専門的なかかわりを学びたい》としています。

▶G.【できること】

　学生の中には、「理不尽な被害等を聞ける機会、しっかりと聞きたい」、「苦しんでいる人の為に何かしたい」など、《被害者の為に自分も何かを》始めようと

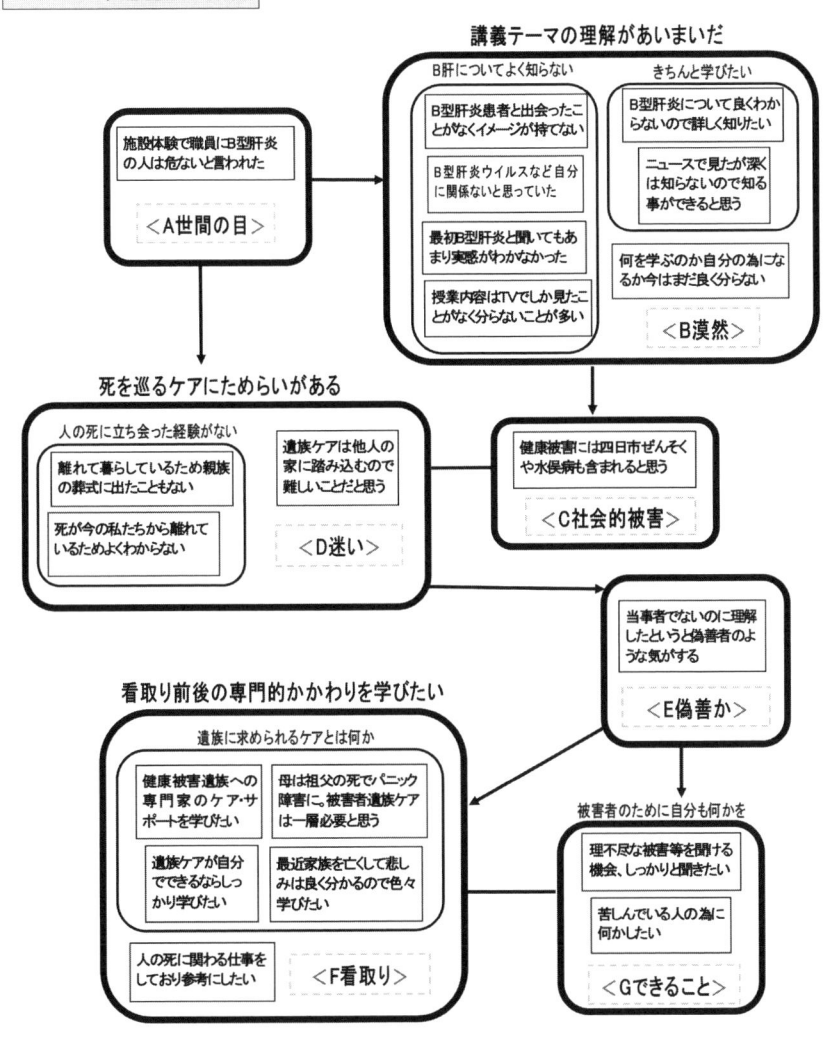

1）2014.9.25（木）

2）岡研究室

3）B肝受講学生1回目事前

4）岡ら

図 4-1

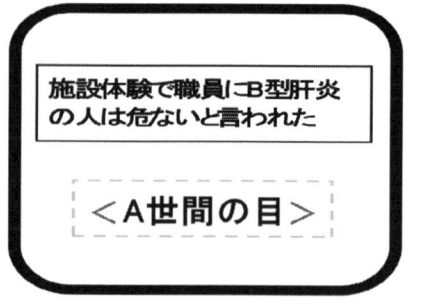

施設体験で職員にB型肝炎
の人は危ないと言われた

＜A世間の目＞

講義テーマの理解があいまいだ

B肝についてよく知らない

B型肝炎患者と出会ったこ
とがなくイメージが持てない

B型肝炎ウイルスなど自分
に関係ないと思っていた

最初B型肝炎と聞いてもあ
まり実感がわかなかった

授業内容はTVでしか見たこ
とがなく分らないことが多い

きちんと学びたい

B型肝炎について良くわか
らないので詳しく知りたい

ニュースで見たが深く
は知らないので知る
事ができると思う

何を学ぶのか自分の為になる
か今はまだ良く分らない

＜B漠然＞

健康被害には四日市ぜんそく
や水俣病も含まれると思う

＜C社会的被害＞

死を巡るケアにためらいがある

人の死に立ち会った経験がない

離れて暮らしているため親族
の葬式に出たこともない

死が今の私たちから離れて
いるためよくわからない

遺族ケアは他人の
家に踏み込むので
難しいことだと思う

＜D迷い＞

当事者でないのに理解したというと偽善者のような気がする

＜E偽善か＞

看取り前後の専門的かかわりを学びたい

遺族に求められるケアとは何か

健康被害遺族への専門家のケア・サポートを学びたい

母は祖父の死でパニック障害に。被害者遺族ケアは一層必要と思う

遺族ケアが自分でできるならしっかり学びたい

最近家族を亡くして悲しみは良く分かるので色々学びたい

人の死に関わる仕事をしており参考にしたい

＜F看取り＞

被害者のために自分も何かを

理不尽な被害等を聞ける機会、しっかりと聞きたい

苦しんでいる人の為に何かしたい

＜Gできること＞

する者もおり、講義によって一歩を踏み出す可能性が示されています。

❖………大学にける「HBV感染者理解」をテーマとした当事者講義

多くの大学・短大・専門学校・高等学校などでB型肝炎などの理解を深め、差別をなくす為の当事者による教育が行われています。私たちの研究班でも、上記の講義やゼミの後で、事後調査を実施しました。以下は学生たちの自由記述に基づく質的研究の結果です。

❖………事後調査

▶【狭義のKJ法の結果】

ラベル群のグループ編成を繰り返した結果、最終的に、《患者と交流する経験がなかった》、《国の責任は重大だ》、《感染者理解の教育が必要だ》、《感染症の正確な知識を得た》、《社会福祉実践を具体的に学んだ》、《福祉課題に積極的に取り組みたい》、《学びを地域にどう生かすのか》の7個の「グループ」に統合されました。これらのグループを配置して完成したKJ法図解［109頁、図4-2］の総タイトルは、『「ふくし課題」への接近』となりました。以下に、最終的に統合されたグループのシンボルマークと配置に関して叙述し、考察します。

❖………最終的なグループの表札と配置

▶A.【機会がない】

学生はこれまでの生活の中に、《患者と交流する経験がなかった》と振り返っています。感染者や患者との出会いや交流の機会があれば、その人の困難や気持ちを理解する助けとなるが、その経験のない場合には、具体的なイメージが乏しい状態です。従って、講義の中でも当事者の方からの語りを聞く場を設定するなどの工夫が求められます。

▶B.【社会的責任】

　学生は講義の後、「遺族のことを思うと悲しく、他人事ではない」、「自分のせいかもしれない子どもの死は想像できない」、「20年闘い裁判が終わる前に亡くなった人は悔しいと思う」など、『犠牲者の生命が奪われ心が痛む』としています。また、「注射使い回しで50万人が苦しんでいる事に大変驚きました」、「20年も責任を認めない国は世界に対して恥かしい」として、B型肝炎の被害拡大を招いた《国の責任は重大だ》と告発しています。既に国と原告団の和解が成立していますが（2011年）、若い世代に再発防止や被害救済を見守る力を構築したいものです。

▶C.【知を力に】

　また、新しい社会を担う「若い人に学校で教育して差別をなくしてほしい」、「感染予防知識が広まれば感染者理解も深まるのでは」として、《感染者理解の教育が必要だ》と考えている学生もいました。

▶D.【知の獲得】

　このような中で、「事前アンケートで分からなかった事が色々分かった」、「事前と事後で知識が全然違った」などと、アンケート項目に照らして、『講義でしっかり理解できた』と評価しています。一方、「血液を自分で手当てすると全く考えもしなかった」、「カミソリやピアスで感染すると聞いて驚いた」など、HBVが『血液感染と認識した』と述べています。さらに、「性教育は苦手だがB型肝炎は調べてみたい」、「HIVは習ったがHBVは初めて。周りや次世代に伝える」など、感染経路から『性感染に関して取り組みたい』としています。以上のことから、講義を通して感染原因や感染ルートなど、《感染症の正確な知識を得た》と認識しています。

▶E.【「ふくし」課題】

　学生は、被害者の困難を支援する立場から、「家族を亡くした時に気持ちを共有できる人がいると良い」、「経験者に話を聞いてもらうことで癒されるのではないか」、「自分も参加しているピアサポートを深めたい」、「不安やストレスのある

人の話を聞くサポートが必要だ」として、『心の声を聞く支援が大切だ』と感じています。また、自己の環境を振り返って、「B型肝炎患者がまわりにおり講義をとても身近に感じた」学生や、講義内容が「ソーシャルワークやケースワークが具体化された講義だ」として専門教育に照らして再定義する者がおり、全体として《社会福祉実践を具体的に学んだ》ことを評価しています。

▶F.【「ふくし」実践】

また、これまでの生活を振り返って、「偏見を見たことがあるので自分にできることは力を尽したい」、「B型肝炎差別をなくす為に自分に何ができるか考えたい」として、『偏見・差別の問題に取り組んでいきたい』と、自身の生き方を宣言しています。さらに、在籍する大学の創設理念に照らして、「人々の幸せを実現する『ふくし』を学ぶ私たちはB型肝炎に目を向けなければいけない」、「この福祉大学からもっとB型肝炎を伝えたい」など、『「ふくし」を学ぶ学生だからB肝にも取り組もう』と呼びかけています。あわせて、自己の経験を振り返って、「今まで患者を遠巻きに見ていたがサポートしていくべき」、「おじがB型肝炎、たくさん苦しんでいたのだと感じた」と、患者との距離が縮まった実感から、『患者に近づき理解したい』と決意しています。また、アンケート項目の選択肢にある『"強く思う"に答えられるほど詳しく知りたい』と意欲を述べています。以上のことから、幅広い《福祉課題に積極的に取り組みたい》と、歩み出す姿が浮上しています。

▶G.【生かす場】

福祉課題の学びを得た学生たちは、「地域に出て声を出せるよう考えたい」、「専門家は必要だが地域住民として何をすればよいのか」、「講義で考えたことを活かす場所がほしい」などと、《学びを地域にどう生かすのか》を模索しています。このように、講義後の学生には、福祉課題の解決に向けて、コミュニティの成員として実践の方策を模索する姿がみられました。

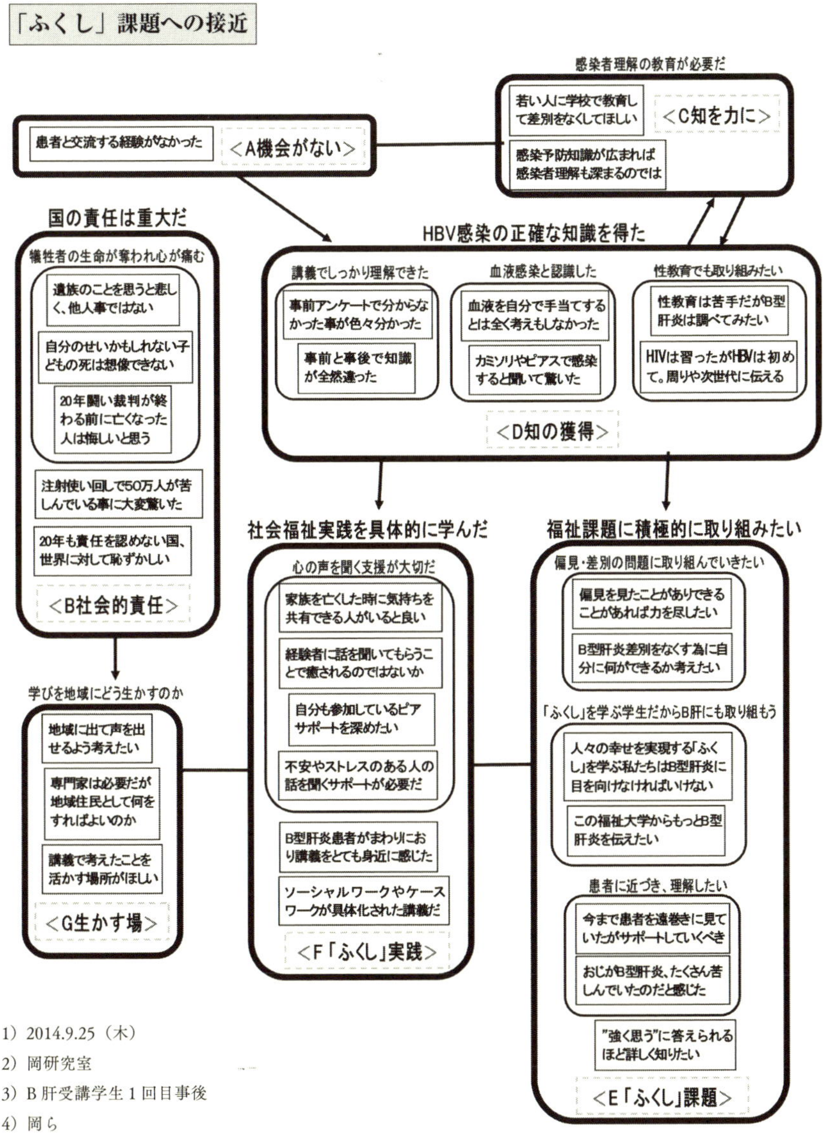

「ふくし」課題への接近

感染者理解の教育が必要だ

若い人に学校で教育して差別をなくしてほしい

＜C知を力に＞

感染予防知識が広まれば感染者理解も深まるのでは

患者と交流する経験がなかった　＜A機会がない＞

国の責任は重大だ

HBV感染の正確な知識を得た

犠牲者の生命が奪われ心が痛む

遺族のことを思うと悲しく、他人事ではない

自分のせいかもしれない子どもの死は想像できない

20年闘い裁判が終わる前に亡くなった人は悔しいと思う

注射使い回しで50万人が苦しんでいる事に大変驚いた

20年も責任を認めない国、世界に対して恥ずかしい

＜B社会的責任＞

講義でしっかり理解できた

事前アンケートで分からなかった事が色々分かった

事前と事後で知識が全然違った

血液感染と認識した

血液を自分で手当てするとは全く考えもしなかった

カミソリやピアスで感染すると聞いて驚いた

性教育でも取り組みたい

性教育は苦手だがB型肝炎は調べてみたい

HIVは習ったがHBVは初めて。周りや次世代に伝える

＜D知の獲得＞

社会福祉実践を具体的に学んだ

福祉課題に積極的に取り組みたい

心の声を聞く支援が大切だ

家族を亡くした時に気持ちを共有できる人がいると良い

経験者に話を聞いてもらうことで癒されるのではないか

自分も参加しているピアサポートを深めたい

不安やストレスのある人の話を聞くサポートが必要だ

B型肝炎患者がまわりにおり講義をとても身近に感じた

ソーシャルワークやケースワークが具体化された講義だ

＜F「ふくし」実践＞

偏見・差別の問題に取り組んでいきたい

偏見を見たことがありできることがあれば力を尽くしたい

B型肝炎差別をなくす為に自分に何かできるか考えたい

「ふくし」を学ぶ学生だからB肝にも取り組もう

人々の幸せを実現する「ふくし」を学ぶ私たちはB型肝炎に目を向けなければいけない

この福祉大学からもっとB型肝炎を伝えたい

患者に近づき、理解したい

今まで患者を遠巻きに見ていたがサポートしていくべき

おじがB型肝炎、たくさん苦しんでいたのだと感じた

"強く思う"に答えられるほど詳しく知りたい

＜E「ふくし」課題＞

学びを地域にどう生かすのか

地域に出て声を出せるよう考えたい

専門家は必要だが地域住民として何をすればよいのか

講義で考えたことを活かす場所がほしい

＜G生かす場＞

1）2014.9.25（木）

2）岡研究室

3）B肝受講学生1回目事後

4）岡ら

図 4-2

患者と交流する経験がなかった ＜A機会がない＞

国の責任は重大だ

犠牲者の生命が奪われ心が痛む

遺族のことを思うと悲しく、他人事ではない

自分のせいかもしれない子どもの死は想像できない

20年闘い裁判が終わる前に亡くなった人は悔しいと思う

注射使い回しで50万人が苦しんでいる事に大変驚いた

20年も責任を認めない国、世界に対して恥ずかしい

＜B社会的責任＞

感染者理解の教育が必要だ

若い人に学校で教育して差別をなくしてほしい ＜C知を力に＞

感染予防知識が広まれば感染者理解も深まるのでは

HBV感染の正確な知識を得た

講義でしっかり理解できた

事前アンケートで分からなかった事が色々分かった

事前と事後で知識が全然違った

血液感染と認識した

血液を自分で手当てするとは全く考えもしなかった

カミソリやピアスで感染すると聞いて驚いた

性教育でも取り組みたい

性教育は苦手だがB型肝炎は調べてみたい

HIVは習ったがHBVは初めて。周りや次世代に伝える

＜D知の獲得＞

福祉課題に積極的に取り組みたい

偏見・差別の問題に取り組んでいきたい

偏見を見たことがありできることがあれば力を尽したい

B型肝炎差別をなくす為に自分に何ができるか考えたい

「ふくし」を学ぶ学生だからB肝にも取り組もう

人々の幸せを実現する「ふくし」を学ぶ私たちはB型肝炎に目を向けなければいけない

この福祉大学からもっとB型肝炎を伝えたい

患者に近づき、理解したい

今まで患者を遠巻きに見ていたがサポートしていくべき

おじがB型肝炎、たくさん苦しんでいたのだと感じた

"強く思う"に答えられるほど詳しく知りたい

＜E「ふくし」課題＞

社会福祉実践を具体的に学んだ

心の声を聞く支援が大切だ

家族を亡くした時に気持ちを
共有できる人がいると良い

経験者に話を聞いてもらうこ
とで癒されるのではないか

自分も参加しているピア
サポートを深めたい

不安やストレスのある人の
話を聞くサポートが必要だ

B型肝炎患者がまわりにお
り講義をとても身近に感じた

ソーシャルワークやケース
ワークが具体化された講義だ

＜F「ふくし」実践＞

学びを地域にどう生かすのか

地域に出て声を出
せるよう考えたい

専門家は必要だが
地域住民として何を
すればよいのか

講義で考えたことを
活かす場所がほしい

＜G生かす場＞

2　考察

　以上の様に、講義前の学生は、HBV感染者に対する誤解に基づく差別的な【世間の目】を感じており、講義テーマを【漠然】と理解する中で、公害など【社会的被害】との共通点を見出していました。感染者の労苦や死を巡るケアに対する【迷い】、相手を安易に理解することに【偽善か】と問いかける姿もみられました。一方、被害者の【看取り】の専門的関わりと、自己に実践可能なことを模索して【できること】から始めようとする姿もみられました。

　講義後の学生は、HBV感染者・患者との接触の【機会がない】ことや、被害を招いた国の【社会的責任】のあり方に批判的な眼差しを持ち、偏見や差別を払拭するために、【知を力に】する重要性に気づいています。また、感染症に関する正確な【知の獲得】によって、HBV感染者と労苦を分かつ当事者性など【「ふくし」課題】に主体的にかかわろうとしています。その上で、福祉系大学の理念に基づく「人々の幸せを実現する『ふくし』を学ぶ」存在として自らを定義して【「ふくし」実践】に取り組み、学びを【生かす場】を模索していました。

❖………結論

　本章では、福祉系大学において、「HBV感染者理解」に関する講義と質問紙調査を行い、質的研究（KJ法）によってHBVに関する既習経験が一度もない大学生に対する学習効果を考察しました。その結果、講義前は、授業テーマの理解が曖昧で、HBV感染者とも心的距離がある一方、福祉実践への熱意も示されました。講義後は、社会的排除や感染予防、感染被害の公的責任などの福祉課題の明確化や、感染者への接近志向性が示されました。

　従って、講義の前後では、HBV感染の理解の深化や感染者への共感性を高める変化がみられ、「HBV感染者理解」教育は1回であっても学習効果が認められることが示されました。

❖………課題

　今後の研究課題として、HBV感染理解を促す教育方法の検討（教材研究やプログラム開発）、既習経験がある学生との比較などが必要です。

第5章
座談会：
研究のこれまでとこれから

片山：本日司会を務めさせていただきます日本福祉大学の片山と申します。研究班では、遺族調査を担当しました。本日の座談会では、3年間の研究を踏まえて、研究の「これまで」と「これから」について話し合っていければと思います。では、自己紹介から始めましょう。

岡：岡多枝子です。研究班では2013（平成25）年に事務局長を、2014（平成26）年から2年間は研究代表を務めさせていただきました。被害者の皆様とご遺族様のお声をお聴きして被害の大きさ・深刻さを痛感し、感染被害の真相究明・被害救済・再発防止に貢献したいと思って研究を推進して参りました。

横山：日本福祉大学の横山と申します。調査ではご遺族の分析を担当させていただきました。回答するのもおつらい中でここまでたくさんの方がご協力くださったということの重みをしっかり受け止めていかないといけないという気持ちを新たにしております。

三並：広島国際大学の三並と申します。私は母子保健の見地から、ご自身だけでなく母子感染したお子様がおられる女性のお声のまとめをさせていただきました。このような事実を知らない方が非常に多いので、こういうことをまずは知ってご自分のこととして考えていただけるような内容に皆様方と一緒に深めていきたいと思っております。

越田：長野大学の越田です。私は、がんの方のデータをまとめる作業をさせていただきました。たくさんの方のご協力による調査でしたので、責任の重さを常に感じています。しかし前に進んでいかなければならない課題もありますので、一度きちんとまとめたうえで、これからどうするかということを一緒に考えていけたらよいと思っています。

時本：大阪人間科学大学の時本です。私は、保健、福祉、医療分野の担当をさせていただきました。このたびの執筆では就労関連を担当させていただきました。私はこの集団予防接種によるＢ型肝炎被害の研究に携わらせていただいて、被害に合われた方々のご苦労を初めて知るとともに、被害者団体として非常に熱心に活動される様子がとても印象に残っています。またこの問題の認知度が低い、低すぎるということも実感いたしました。認知度が低いということは、ご自身が感染被害者であることに気が付いていない可能性が高いのではと懸念しています。適切な医療に繋がらないばかりか制度などの救済を受ける機会も奪うことになります。ですので、この書籍を、広く、一人でも多くの方に手に取ってお読みいただき、この身近で深い問題を理解していただきたいと思っています。そしてまた、新たな被害を生み出さないための一助となればと思っています。どうぞよろしくお願いいたします。

片山：この座談会では、初めに申し上げましたように、調査研究の成果を踏まえて調査研究の「これまで」と「これから」について話し合っていきたいと思います。この調査研究は、2013年から始まりました。初年度は被害者・ご遺族へのインタビュー調査、2年目は被害者・ご遺族へのアンケート調査、そして最後の年は、調査研究の成果の発表を行いました。同時にこの間、数多くの患者講義や遺族講義などを通して、学生とともに当事者の声から多くのことを学びました。

　さて、座談会の流れですが、「病」、「家族」、「差別」、「教育」をキーワードにしながら、進めていければと思います。そして最後は、何か希望に繋がるような話ができればと。

「病」について

片山：「病」について印象的なこととか、特徴的なことが何かあればお話しください。

岡：2013年春に、最初にお会いしたがんの患者さんは東京の田中代表です。田中さんはがんと闘いながら、全国の先頭に立っておられます。5月に、田中さんは九州の梁井さんと相前後して日本福祉大学に講演に来てくださいました。

その後、全国各地でのインタビューが始まりました。6月には北海道のがんの患者さんが、入院先の病院から全国弁護団の奥泉先生の事務所まで外出して、最初のインタビューに応じてくださいました。この方は働く意欲と志を持って、「人の3倍も頑張って業績も上げているけれど、『休むからあてにならない』って言われて悔しい」と仰っていました。また、インタビューのお約束をいただいていた九州のがんの患者さんですが、入院されたとお聞きして申し訳ないのでお断りしたところ、「ぜひ病院に来てください」といわれてお伺いしました。病室でのインタビュー中もドクターが慌ただしく来室されて手術の説明や前処置をされる中、「もっと生きて皆の力になりたい」と仰っていました。皆さん、「もう、被害は自分たちだけで十分だ」、「医療過誤をストップしてほしい、国はもっと速やかに対応して、一日も早く救済してほしい」と仰っておられました。

片山：ありがとうございます。越田先生いかがですか。

岡：雪の中でインタビューに行かれましたよね。

越田：そうですね。ご協力いただいた皆さんの中にも遠方から駆けつけてくださった方もいらしたと記憶しています。

岡：闘病に関することで何か。

片山：私が聞きたいことは、たとえばがんだと当然死を意識しますよね。そういうときの死に対する関わり方をどんなふうに考えているかということです。多分そういうことはそもそも語り難いことかとも思いますけど、そういうことも含めて最終的には死に近づいていく。死を意識した闘病生活になる場合があるわけです。

岡：そういう意味ではご遺族のお話もしていただければ。横山先生も、京都や東京などでインタビューされたご経験から。

横山：患者さんに死との向き合い方を尋ねるのは心苦しく、直接はお尋ねしませんでした。遺族調査で見えてきたところで申し上げますと、「故人も余命を伝えられていましたか」という質問で最も多かったのは、「家族の判断で故人には伝えていなかった」というのが39.7％でした。この結果を患者さんご本人はどのように思われるのかということも気になってはいます。

岡：「伝えていなかった」のは、一つはご家族が信じたくないという思いと、伝

えたときに患者さんがショックを受ける場に立ち会う力が持てないような思いではないでしょうか。

横山：片山先生、自由記述をご覧になっていかがですか。

片山：自由記述にはとまどいや迷いがさまざまなな形で書かれていました。ご家族が自分のした判断が良かったのか、関わり方も含めて、最後まで迷っているようでした。

　　　ところで、患者の方もなんらかの希望のようなものがないと闘病生活は送れないような気もするんです。単に闘病生活を送るだけでは厳しい、苦しいのではないでしょうか。

岡：母子感染に関するお話の中で、ご自分ががんの方で、母子感染したお子さんが重篤な肝疾患の方もいらっしゃいます。

三並：インタビューさせていただいた女性で、妊娠・出産時にB型肝炎が分かって、母子感染されたお子さんが思春期に進路でハンディがあったり、保険に入れなかったりを「親のせいだ」と言われて非常に辛かったとお聞きしました。また、子どもの健康状態が非常に心配だが、病状を尋ねると本人に今の生活を考えさせるので聞きたいけど聞けない、「本当にこれさえなければ」と語られた方もいらっしゃいました。

「家族」について

片山：当事者からすると「家族」は大きな支えになっていると思うんです。これは次のテーマの「家族」にも関わってくると思います。また家族の側からしたら、自分がどう関わって良いのか分からない。何ていうか、相手と自分とのズレというか、うまく相互的な関係を作りにくいようにも思います。ただ、患者さんの講義のときに、「家族に随分助けられた」という話をされていて、そうした家族の存在が大きな支えになって、生きていく自分の強さに繋がっていると思いました。逆に家族の側からしたらどう関わって良いのかはまた難しい問題ですね。

岡：たとえばどういう。

片山：たとえば、家族の方も当事者と同じ病気であれば分かることも多いと思うんですが、そうじゃない場合は分からないですよね。大変だとは分かるかもしれないけど、具体的に分かろうとしたらすごく迷うんじゃないかと。

時本：家族に助けられる事について、アンケートで「B型肝炎ウイルスへの感染を理由に次の事項に関して嫌な思いをしたことがありますか」と聞いた項目があります。そこで、サービスを受ける際などに嫌な思いの強い人は、家族に相談している人が多いことが分かりました。このことは、家族が大事な支えになっていることを表していると思われます。苦難を家族と共に乗り越えた方が多い一方で、身近な方との関係が悪くなった方もおられるのも気になります。また、アンケートの自由記述部を見ていますとB型肝炎が多様な感染ルートであるがゆえに、つまり社会の無理解から誤解を受け、ご苦労されている方がらっしゃることも気になります。

　「嫌な思い」の程度を5件法で問うています。その特徴を見てみますと、医師からの言動で嫌な思いをしたという回答が最も多かったのです。また、この1年間で嫌な思いはどうかを問うたところ、以前に比べて少なくなってはいましたが、やはり医師からのものが多かったです。

岡：感染原因が集団予防接種であるにもかかわらず、医師から「性感染だ」と言われて、家族がもめて離婚に至った事例も複数ありました。また青年期に感染が判明した時に、「どこでそんな病気もらってきた」と、親御さんに怒られた方など、ご家族も正確な知識がなくてうろたえている。それに拍車を掛けるのがメディアだという語りが聞かれました。「NHKの番組でB型肝炎は怖いと強調していた」、「大手の新聞が肝炎デーに『B型肝炎は性感染』という高名な医師の言葉を掲載したので抗議をしたが、訂正記事が載らなかった」、「インターネットに実名で発信する人に嫌がらせメールが来る」などの声が聞かれました。ただでさえ病で大変で、経済的にも厳しいのに、偏見差別によって余計に家族関係もきしむことがあります。

時本：そうですね。あと、もう一つ大きな特徴が、提訴時期のことです。2011年、国とB型肝炎訴訟原告が和解し基本合意を締結しました。その数年前からHBV感染者による訴訟が全国的に活発化した時期でもあります。その様子や関連情報がメディアにも頻繁に取り上げられています。この時期に提訴され

た方が、嫌な思いをされていることが多かったということがあります。

越田：多くの方が感染症に対する差別で精神的にもご苦労されていましたが、インタビューの中で、少し異なるお話があったことを思い出しました。ご本人は仕事がら医療の知識があり、ご家族も医療の仕事に就いていたため、家庭の中でも負の感情が行き交うことはなく、パートナーとしての対応や子どものワクチン接種など、ごく自然にかかわってきた様子をうかがいました。このことから、「差別や偏見に向き合うにはHBV感染に関する基本的な知識が重要である」と改めて感じました。そして、医療機関にかかった早い段階で、ご本人と家族に確かな知識の提供が大切であると思いました。医師や看護師からの説明でなくても、パンフレットなどで伝える方法もあると思います。

　先日、長野大学で当事者の方々による「患者講義」を開催しました。前年に大学でシンポジウムを開催しており、近隣の医療専門職養成校にも案内をしました。そこの学生たちは、医療機関での実習があるため肝炎やワクチン接種の知識や経験があり、全く知らない方への説明と比べてスムーズだと感じました。感染にマイナスイメージを持っている場合は慎重に説明しなければという心配があったからです。

岡：共通言語の問題もありますね。

越田：ありますね。感染という言葉について、勉強している人が考える感染の意味と、初めて聞く人の意味は同じ概念ではないかもしれないですね。

岡：感染症と聞いただけで、「うつるの？」「近づきたくない」と反応するのか、「じゃあスタンダードプリコーションも含めてどうしたらいい」と冷静に対応できるか。

越田：個別の生活史の中で感じ方が違うように思います。すべて同じにはできませんで、どのような手順と方法で取り組めばよいか、考える必要があると思います。

三並：確かにひとごとになると、フィルターがかかってしまいますが、誰にでもありうる問題です。知識があると、自分にも十分起こりうる可能性への認識や、感染者の思いや生活を自分のことと捉えることができる。そういう教育が必要であり、感染症予防だけでなく偏見差別の予防にもなります。実際にインタビューやアンケートでは、「うちにそういう血筋の家系はいない」と家

族や結婚した先で厳しく言われた方や、夫婦間でも「性感染」と誤解されて
もう何年も肌の触れ合いもない方などのお声を聞きました。その年月を思う
と、感染がなければどんなにか安心された生き方をされただろうと感じました。

片山：今まであった関係性を大きく変えてしまうことになりますよね。だから、
そこからまたそれを乗り越えていくというのはほんとに大変なことで。だか
ら、一つは知識というのはすごく重要だと思うんですけれども、それ以外に
も………。

三並：それ以外の場所というところでは、当初は「国を相手に闘うことにためら
いを感じた」方が、弁護士の講演に参加したり、感染された方同士で提訴の
意味を伝えあったりする中で、「自分も提訴しよう」と決意された方や、「提
訴によって社会の見方や自分の生き方が変わった」と話された方もおられま
した。

片山：提訴では、家族の中でも合意が必要になってきますね。で、そこにやっぱ
り相当葛藤があると思うんですけど。そこをどういう形で乗り越えていった
のか。あるいは、乗り越えていけない人も当然たくさんいると思うんですけ
ど。

三並：その中でもグラデーションがあって、講演会に参加し、これまでの歴史的
経緯や自分の置かれている状況を客観視する中で、仲間のつながりで力づけ
られたり弁護士さんに背中を押していただいたりして、提訴を決意したとい
うお声は何回もお聞きしました。

岡：自分の感染原因をハッキリさせたいだけでなく、母子感染した子どもさんを
守るために、「原因が予防接種だ」とハッキリすると偏見に晒されなくなるの
と、経済的にもお子さんも提訴できるからと、抵抗もありながら子どもを守
るために提訴した方々もおられましたね。

三並：いらっしゃいました。子どものために自分の提訴に踏み切った方が。

「教育」について

岡：先程の知識が重要だということでは、日本福祉大学でも片山先生や横山先生、

岡の授業やゼミで患者講義を続けてきました。長野大学でも先日ありましたね。

越田：そうですね。長野大学での患者講義は初めてになります。初年次教育の一環として1年生のゼミで企画しました。当日は、B型肝炎を理解するための病態や症状、感染ルートについての講義に続いて、発症時の思い、症状のつらさ、感染症であることに起因する理不尽な体験、そして地域や家族や仲間の大切さ、学生らに期待することについて語っていただきました。後半には「もしも自分が感染した場合友人に伝えるか否か」という問いについて意見交換しました。そして、多くの学生が「正しい知識が必要」であることをあらためて確認し、早速、家族や友人に伝えたという声も聞きました。講義の後に、学生が作成した感想レポートを、講義していただいた方々に郵送したところ、丁寧にコメントをいただき、双方のやり取りを通じてさらに学びを深めました。大学ホームページでも報告しました。講義や意見交換の様子や学生の感想のみではなく、このB型肝炎ウイルス感染の背景や特徴、裁判の経過、そして、正しい知識を伝えるための患者講義が全国で展開していることについても説明を加えました。この報告には、二つの目的があります。一つは、きちんと学ぼうとしている学生がいることを当事者の皆さんにお伝えすること、もう一つは、教室の中だけではなく地域の方にも正しい情報を提供することです。

岡：B型肝炎だけではなく、ハンセン病などにも取り組まれたとか、学園祭で………1年生ですよね。

越田：そうですね。

岡：1年には1年なりの、若い学年で教える配慮はありますか。

越田：患者講義の打ち合わせの際に、過去にどのような分野の学生を対象としてきたか教えていただきました。たとえば、医学部、歯学部、法学部、看護学部、そして社会福祉学部や一般地域の方々と。私が働いている社会福祉学部の1年生は、社会福祉士や教員、公務員などの多様な目標を持っています。3年生4年生になると、社会の問題や人々の生の暮らしについて実際をみながら立ち止まってゆっくり考えるというよりは、それぞれの専門職養成において、たとえば社会福祉士の養成ではもう決められたカリキュラムの中で、指定さ

れた科目を履修しながら走っていくような受け身の学び方をしている様子が
あります。したがって、私の大学では1年生のときにテキストにあまり載らな
い、しかし多様な価値の中で人が生きていくうえで必要な考え方や影響する
社会を理解することについて、どのような学びを仕掛けていくかが大きな課
題でした。たまたま調整がうまくいったこともあり2年間続けて、群馬県の草
津にある国立ハンセン療養所栗生楽泉園と重監房資料館を訪問する機会を設
けることができました。80代の当事者の方から、国の強制隔離政策による差
別や偏見の苦しい経験についてお話しを聞かせていただきました。そのよう
なことで、ハンセン病や肝炎・感染症の一つ一つの大事な事象ですが、よく
考えると、学生たちの身近には、いじめの問題など根底のところで共通する
課題を抱えていることがたくさんあります。また福祉を必要としている方々
の中には、現在直面している問題であるという人もいます。社会人になった
ときに、そのような苦しみを抱えた人に出会ったときに、そばに寄り添わな
くても何も問われないかもしれません。逆に、その人のそばで努力しても、
すぐに結果がみえず誰からも評価されないことの方が多いように思います。
したがって、これらの事象を丁寧に見つめ、どのような姿勢で考え行動すべ
きか結論の出ないことですが、1年生の段階で、きちんと押さえておかなけれ
ばならないと考えてきました。

　今回の患者講義の話題にもどりますが、学生とのやり取りの中で驚いたこと
がありました。ハンセン療養所を見学に行ったときに、家族から「大丈夫な
のか」と心配されたという学生がおり、未だに感染する危ない所だと思って
いる大人がいるということがわかりました。このハンセンの問題は教科書に
も載る時代ですし、新聞やテレビの報道でも裁判のことや差別の問題につい
てとりあげられてきたと思います。現実には間違った知識を持つ人たちがい
て、子どもに知識や情報がなかったら負の循環が続くことも予測できます。
ここで言いたいことはその大人を否定することではありません。やはり、現
在必要なことは、訂正というよりも正しい知識をどんどん普及していくこと
かと思います。B型肝炎に関しても、学生たちは、どのような感染ルートによ
るものなのか知らなかったが新たに勉強することができたと素直に感想とし
てあげています。当事者の皆さんによる患者講義は、18歳の彼らにとって説

得力があるものでした。講義の後、他のゼミの友達に伝えたという学生や、帰省し家族に話したところ、今までこのような会話をしたことがなかったが、家族の方がよく知っていたという報告もありました。少しずつ情報が拡散され考え方が育っていく様子がうかがえます。ゼミの担当者である私が育てるのではなく、環境をつくっていくことが大事だと思いました。日本福祉大学の取り組みも知りたいですね。

岡：当事者の方をお招きした授業やゼミの前後で学生にアンケートを取っています。授業・ゼミ前の自由記述には、福祉施設の体験学習で職員から、「あの人、Ｂ型肝炎の人だから危ないよ」って言われて、「ちょっと距離を置きたい」など、世間の目に影響を受けています。また「死を巡るケアにためらいがある」、「離れて暮らしていて親族の葬式に出たことがない」、「死が私たちから離れているためよく分からない」、「遺族ケアは他人の家に踏み込むのでためらいがある」など、生命と死に関して漠然としたイメージしか持っていない状況でした。しかし授業・ゼミ後は、「感染理解の教育が必要だ」、「若い人に学校で教育して差別をなくしてほしい」、「感染予防の知識が広まれば感染者理解も深まるのではないか」など、「知を力に」することが大切だと意識が変化しています。また、「学びを地域にどう活かすか」、「地域に出て声を出せるよう考えたい」、「専門家は必要だが地域住民として何をすればよいのか」、など、講義で考えたことを地域社会で「生かす場所」を求める声が聞かれます。このような当事者の方による日本福祉大学での教育啓発活動を、2回・3回と授業やゼミを通して受ける中で学生の認識も深まって、毎年、「Ｂ型肝炎」を卒論テーマに選ぶゼミ生も出ています。

片山：もうちょっと家族のところにこだわりたいんですけども。やっぱり一つは、家族は防波堤っていうのか守ってくれる、支えてくれる場になると同時に、先程のハンセン病の話にあるように、もう一つは家族の中での闘いつまり家族の中の偏見との闘いといういこともあるわけです。これは結構大変なことだと思うんですよね。家族はすごく防波堤にはなってくれるけれども同時に闘わざるをえない場でもあり、しかもその家族から見放されてしまったらどうなってしまうのか、考えていく必要あると思うんです。家族に支えられてすごく力になったという半面、家族が差別的な価値観を持っていたときに、

闘病以外の闘いもしなくてはいけないのです。これはかなりきついのではないでしょうか。

「差別」について

片山：そろそろ「差別」に入りましょうか。家族の話に差別の問題も入っているので、少し重点を移していきましょうか。。

岡：偏見差別に関しては、公的な場で差別されて、かけがえのない人間関係が保てないで苦労されています。しかも偏見をメディアが助長する為に追い詰められ、怯えている。例えば、医療現場や学校、職場や地域での差別、社会的にもローンが組めない、役所の配慮がないなど。また、恋人に去られた、友を失った、役所に行くのが怖くて憂うつでやるせない、職場のバッシングでうつ病になり退職したことで夫婦に溝ができた、母子感染で親子がぎくしゃくする。ママ友が役場職員なので、学校に広まったら子どもと心中するつもりというところまで追い詰められている方もおられます。国・行政、医療や教育機関などは先頭に立ってHBV感染などへの理解を深め、偏見差別のない社会を創る責務があります。

三並：確かに、子どもが怪我をしても「全部自分で手当をしなさい」と、涙ながらに小学生の子どもに教えたと話されていました。高校で将来の進路選択が狭まり、医療職に就きたいが「それは厳しい」と教師や学校医から指導された方もおられました。一方、自分を守るのは子ども自身だから将来の進路を、看護師や薬剤師など専門的に学べる医療職を勧めたという親御さんもおられました。また、ご自分が怪我したときに、「ママどうしたの」と来る子に、「近寄っちゃ駄目」と子どもに触らせない苦しさを話された方もおられました。子どもの友達が遊びに来ても缶ジュースしか出せないとか、地域の子ども会に自分が参加すると万が一ということがあるといけないから、本当は子どもと共有したいけれど出かけないなど、家族との関係だけでなく、地域でもこれ以上、親子共に大きなストレス状態を避けようと、先程の孤立の問題にも結びついていく複合的に生き方や言動をすべて制御し、ご自分でそういう関

係を絶っていくというお声もありました。

片山：闘病の苦しみに差別は、どのくらい影響を与えていると感じますか。岡先生いかがですか。

岡：肝疾患での苦しみに加えて、地域社会で偏見差別を受けたことが原因でうつ病になり、自殺未遂をしたとお答えの方もいらっしゃいます。

片山：だから矢張り傷つくというか、多分人は誰でも傷つきやすいと思うんですけども、それはどのくらいのものなのかというのが何かこう、なかなかイメージしにくいところもありますよね。

岡：B型肝炎が重篤化して心身の危機に立たされる、働きたいのに職を失って食べていけない、さらに多額の医療費負担、家族と別れて孤独な方など、複合的な要因が絡み合って死を念慮する方もおられる。その時に、家族や友人、職場の同僚や上司、学校の教職員や同級生、医師や看護師、ソーシャルワーカーやカウンセラー、公的機関や当事者団体、弁護士などが支えとなれるかがカギだと思います。中には、「ここ半年、医者と弁護士以外と話をしたことがありません」という方もおられます。

三並：深刻ですね。

岡：傷つきやすい、「早く死ねないか」、「死ぬ日が楽しみだ。苦しみから解放されるから」っていうお声も。

片山：それはもちろん闘病の苦しみもあると思うんですが、それと同じか、それ以上ということですよね。

越田：2011年前後の提訴の方が差別を強く感じているということですね。

岡：最近、テレビコマーシャルなどを見て、「全国B型肝炎訴訟弁護団」以外の法律事務所に頼む方もおられるようです。私たちの研究班に、そういう方からお手紙をいただくこともあります。そこで分かったのは、「全国B型肝炎訴訟弁護団」に所属しない法律事務所で和解した方の中には、和解後に何らフォローが無いところもある。その結果、同じ困難を抱えておられる「全国B型肝炎訴訟原告団」や患者会などお仲間同士のつながりも無く、闘病や生活困難への対応などの情報も得られないといった方々の社会問題も、今後は出てくるのではないでしょうか。

三並：「全国B型肝炎訴訟原告団」や「全国B型肝炎訴訟弁護団」の活動には頭

が下がりますね。

岡：その原告団や弁護団のご協力で私たち研究班の全国調査が実施できたのですが、2013年のインタビュー調査では、「家族にすら言えなかった胸の内をこんなに聞いてもらってありがとうございました」と各地で言われました。翌2014年のアンケート調査の自由記述にも、「読んでいただきありがとうございました」、「はじめて人に伝えました」など、思いを聞いてもらえる場所を求めておられる。また、「今後もこういう調査を続けてほしい」とのお声も複数あり、調査自体に社会的意義があることを改めて痛感しました。

横山：調査の前に質問紙を作るときにご遺族の方にお集まりいただいて、質問の内容をご検討いただいたときにもそのように言っていただきました。

岡：そうでしたね。

片山：結果的には6割ぐらいの回答があったんですよね。で、そのうち1割ぐらいが無回答でした。

岡：ご本人・ご遺族の双方ともアンケートのご返送は6割を超えていますが、無回答が1割あったのはご遺族への調査ですね。。

片山：ええ。無回答とか、あるいは返送されなかった背景には例えば、これは推測でしかないんですけど、どういうことが考えられそうですか。

横山：ご遺族に関しては、協力が難しい場合はその理由も差し支えなければ教えていただけないかとお願いして、7割以上の方が「思い出すのが辛い」と回答されました。今回、調査票の入った封筒を開けるのがおつらい方もいらしただろうなと思っています。ご遺族の調査も患者さんの調査も、かなり質問の分量が多い中で、皆さん体調が悪かったりもしたでしょうけれども、これだけご協力くださったというのは、言えなかった思いや、どこかに訴えたいというなど様々な思いがあってのことだろうと受け止めています。

岡：ご遺族調査の設計段階で、「回答はできないが返送はできるという方を拾うことにも調査の意味がある」との意見があり、実際にそれだけ集まったわけです。また先日、ご遺族による当事者講義の中で、「語れるまでに相当の時間を要した」とのお話がありました。アンケート用紙の届く時期によっては、お答えいただけない方もおられると思います。

片山：おそらく1年目だったら難しかったでしょうか。

岡：そうですね。そういう中で、2014年のアンケートではご本人調査とご遺族調査どちらも6割以上の方が返送してくださいました。いただいたご回答の自由記述内容が深刻で、研究の中で回答者のお声をどこまで反映することができるのか、私たちも葛藤というか、苦しさを感じて来ました。

片山：個人差はすごくありますよね。ものすごくたくさんある。自由記述を書いていただいた方はいろんな思いがあり、そのときのご本人のおかれた状況などによって書かれる内容も随分左右されると思います。

岡：はい。生活困窮に関しても、「破れた靴下を繕って何年も履いている」「もちろん服なんか何年も買っていない」などの語りが聞かれました。憲法25条において、「文化的で最低限度の生活を営む権利」が保障されている現代日本で、仕事を失い、長期にわたる医療費の支払いができない為に病院にすら行けない方々、病状の悪化も心配です。キャリアの方も半年に1回は検査が必要な中、3年以上も検査や治療をしていない方もおられる。HBV感染に関して、「3年以上通院していない」が4.4％、「3年以内に1回」が0.7％など、1割以上の方が半年に1回の検査を受けておられない。調査に答えておられない方はもっと低いかもしれない。

時本：無症候性キャリアの方も年に1回の受診を推奨されているところですが、その人たちの受診率が低いです。2年以内に1回という人から、3年以内に1回、3年以上通院していないという人たちの割合が、4病態の中で一番多いと出ています。B型肝炎の医療費助成は拡充されつつありますけれども、まだまだ軽度の方、無症候性キャリアの方まで届いてないような状態です。あと自由記述部で印象的だったことがあります。「もう自分の命を助けるための受診、検査はしないと決めた、子どもに少しでもお金を残してやりたい」という記述がありました。

三並：医療費助成を希望される方は8割近く、社会に望むことも8割以上だったと思います。例えば、シングルで子育てと仕事をしている方が、収入の中で住居費や生活費を一人で支払って、治療薬の自己負担1万円というのはすごく大きくて。でもその1万円を出さないといけないという話は出てきました。

岡：「その1万円が出せない」との記述もありました。もっともなお声だと思います。

時本：それから、医療費助成の制度を知らない人が一定割合おられ、利用していないとする人に、その理由を聞いたところ、誤解がある記述がみられることが気になっています。この調査の対象は原告の方々です。こうした方たちはすでに一定の制度にアクセスできていると考えた時に、この結果のもつ意味も気になります。また、知っているが、「仕事が忙しくて手続きに行けない」との記述も気になりました。

越田：自分から相談しなくても、医療機関のスタッフから声かけがあり、困る前に淡々とお金のことを調整してくれるケースなど、広まると良いですね。

時本：地域差もあるのかもしれませんけれども。

岡：病院による格差もあれば、地域差も関係している。

時本：そうですね。

岡：患者さんの中には原告団などに参加して、初めて医療助成のことを聞いた方や、どんな検査を受けた方が良いと助言されて命拾いしたなど。つまり公的なサポート体制が不十分で、相談体制も整っていない中で、患者会や原告団、弁護団の情報が命綱になっているケースも各地でお聞きしました。

片山：そうですね。多分こういうことが孤立ということに繋がっていると思うんですけども。遺族のところで孤立が一つキーワードになっていましたが、何かこう答えにつながるものはありますか。

横山：どのような人で精神的な落ち込みが大きいのか分析してみると、死因を他の人に話せない方で深刻なようです。この後の話にも繋がると思うのですが、支えとなる人や話せる場所が重要かと思います。

岡：一部の地域では、遺族の方が集まるサロン活動も始まっていますが、まだ一般化されていないようです。

片山：だから語るっていうのはすごく重要なのかなって。患者講義や遺族講義のお話を聞いていて思ったのは、やはり語るのは誰か他者に語るわけですよね。で、その中で色々なことを整理したり、自分が今何を考えているのか、どういうことをしたいのかも含めて全てがまとまっていく。語るっていうこと自体が何かそういう。

岡：グリーフケア（悲嘆に寄り添い支えること）ですね。

片山：そうですね。そういうところに繋がっていくのかなって思います。患者講

義の時は患者の方と事前にずいぶん打ち合わせをやりましたよね。で、その中で、ずいぶん患者さん自身が変わっていきましたね。ご自身が最初考えていたことが少しずつ変わっていって。で、実際、講義で話されたときには本当に、とても良いお話でした。

岡：もう腹の底から本音で語ってくださったという印象でしたね。

片山：そうですね。なんかイキイキと話していただきましたよね。

岡：そうですね。例えば大阪の井島さんという方がおられて、先程の東京の田中さん、九州の梁井さんと一緒に研究班に当事者として加わっていただきました。井島さんも2013年度にインタビューにご協力いただきましたが、そのときには感染判明からの苦悩を「腐ってた5年間」ってサラッと流されました。しかし、患者講義でお呼びした時には、学生たちに「就労と治療の両立に苦闘した5年間」を、えぐり出すように話してくださって。

片山：もちろんそこまでいくにはかなり時間も必要だし、そこにいくまでのプロセスが必要だと思うんですけど。でも、語ること自体がご本人にとってのケアにもなっている。それ以上に、私自身が、そういうところからたくさん学べるというか、聴く側が、たとえばこの前の患者講義から本当に学ぶことがたくさんあって。

三並：そういうときに、まさに共感というか、自分のこととして考える力になりますよね。

横山：初めて当事者の方の講義をお聴きしたとき、その方は、ところどころ詰まりながらお話された方がおられて、講義の後「上手に話せなくてすみませんでした」って仰られたのですが、むしろ逆で、思いを噛みしめながら、辛さを押し殺しながら話してくださっているという様子が学生に伝わったように思います。

岡：そうですね。インタビューで、「中学校時代の教員に差別的扱いを受けた」ことを「今まできょうだいにしか話していなかった」と言われたAさんは、インタビューがきっかけで大学院に進学して社会福祉士国家資格をお取りになり、当事者研究をされています。Aさんたちが大学に来て話をしてくださったことを受け止めた学生たち、特に高校福祉科や特別支援学校教員を目指す学生たちが、高校に出前講座に行きました。高校生とともにB型肝炎を通して

「偏見差別」や「スタンダードプリコーション」を学び合い、共生社会をテーマにＫＪ法で考え合いました。続けて夏の「高校生と大学生のつどい」で、その輪を広げるという取り組みも行いました。

越田：先ほど遺族の方の語りや、相談する場所の話が出ましたが少し前の話題に戻りますと。今回の調査のなかで「悩みやストレスの相談」に関して、家族が多く、そして友人知人そして医療現場の医師などに相談するという回答が多くあがっていました。気になるのは「相談したいけれども誰にも相談できない」という人が15.8％、780人いるということです。この方々の特徴として、ひとり暮らしの方も多いのですが、夫婦世帯の方もいます。先ほどの家族が大事で家族が支えになるという意見がありました。一方で、現代社会の特徴としても家族を持たない人がいることや、病気を理由としてパートナーと別れたり、結婚をあきらめたという表現をされている方もいらっしゃるようですので、留意する必要があると思います。調査結果として数字のみをみると15.8％で下位になりますが、とても気になります。他のことは相談できてもこのことは別という場合もありますし、日常生活上の様々なネットワークが脆弱な人もいます。「相談したいけれども誰にも相談できない」という人が、どことつながるかということが課題となります。点と点が一度つながるとそこから多くのネットワークが構築される可能性があります。相談窓口をという考え方もよいですが、相談する人と相談を受ける人というように立場が二分してしまう印象があります。今回の患者講義の打ち合わせの中で、共生社会という言葉をテーマとしてあげさせていただきました。一緒に語り悩みを共有しながら生きていけるような場所や仕組み作りが必要であると思います。集う場所や仕組みに関しては資金も必要になります。和解金のみではなく国の恒久対策事業の一つとして何らかの形での予算化が期待されます。

岡：私たちが日常的に家族や親しい人と、どういう教育が必要なのか、例えば、アルフォンス・デーケンさんのいわれる死の教育なども必要かと思います。

片山：遺族講義のご遺族のお話でいうと、亡くなられた方との関係は全然切れてないんですよね。故人が演劇をされていて、その仲間の人達と知り合って、何か新しい関係が生まれてきている。だから、故人は亡くなってはいるんだけど生きているんですよね。故人とのことで何か今探しているって言われて

いましたね。何を探しているのかよくわからない、でも何かを探している。その探すことが、本人の生きがいになっている、というよりも。

岡：新しい関係を結び直そうとして………。

片山：そうですね。そういうことですね。それが多分生きるってことなのかな。故人と一緒に生きているっていうことだと思うんですよ。

岡：ご遺族の中には、亡くなられた方がやりたかったであろう原告団の活動を、故人の代わりにやることが生きがいだと言われる方もおられます。また、母子感染したお子さんを若くしてがんで亡くされた方も、「亡くなった子どものことを忘れてほしくない。世の中の人に知ってほしい」「あの子が生きられなかった分を、私が活動を通してやっていきたい」と仰られています。

片山：亡くなられた方がご遺族の方の絶対的な支えになっているんですね。以前、ご遺族の方にインタビューした際に、亡くなられたお子さんが、自分を見通して、自分でやること、何やっていいか悪いかっていうことを判断してくれる存在となっているという話をされていました。ある種、規範的な存在になっている。

岡：規範的な存在………、確かにそうですね。

片山：ちょっと広い話になりますが、こうしたことは、日本人の死者に対する関わり方の基本にあったものじゃないかと。先祖信仰みたいなのってありますよね。そういうものに近いのかという気もしますね。ただやはり亡くなられた方を他の人たちに記憶してほしいというのはあるでしょうね。故人を知っているのが自分だけだと、自分が死んでしまったらもうそこで故人の記憶も消えますからね。

岡：そうなると二重の死になってしまうから。

片山：だから、なんとかそこを………。

岡：社会とのつながりの中で。

片山：社会のなかでやはり………。

岡：生きていてほしい。

片山：生かしてほしい。

岡：そうです。

片山：自然な気持ちですね。

岡：そうですね。

片山：それとは逆に故人が隠される場合ってあるのではないでしょうか。

岡：中には、誰にも知られないようにお墓を作られるご遺族など、亡くなられた方の病名すら言えない苦しさを抱えて生きている方もおられます。残された方の悲しみは、たとえばご近所や身内から「いい方でしたよね」などと話しかけられたり思い出話をしたりする中で自分も癒されるし、もう一度生き直してくれるという。それを隠さないといけない苦しさ、これは深刻な問題です。

　何れにしても話せば話すほど重要なテーマだし、「これまでとこれから」という意味では、調査で明らかになったことを継続して検討する必要が、この座談会で改めて明らかになったと思います。

片山：ありがとうございました。

岡：お一人ずつ何か、まとめをお願いします。

横山：今回は遺族調査を担当させていただきました。遺族を調査することには二つの意味があるって思っています。一つは死別という出来事を経験されたご遺族として声を集めたということ、もう一つは死別までずっと患者さんと共に過ごされた家族としての声をお聴きできたことです。今回、家族調査は実施できていませんが、ご遺族が残して下さった調査の結果から、今、闘病を支えていらっしゃる現在進行形のご家族にも役に立つ示唆が見つかればと思います。

岡：ご家族だから言える。つまり自分なら我慢するけど、家族のことは我慢できないってありますよね、誰しも。そういうことでも家族調査は重要だと思います。

三並：改めて皆さんのお話をお聞きしながら、HBVの歴史的経緯を考え、根底にあるのが、人が感染によって病を受けたこと、それを治療・ケアしていくのも人だということです。HBVだけでなく、先ほどHIVやハンセン氏病のことでもありましたが、人を癒すのは正確な知識やケアです。また治療やケアは、身体も心もケアして、その人の生き方も支えていくことではないでしょうか。それはすべての人の問題でもあるし、すべての人がそういう視点を持つことが人と人との関わりで重要であると改めて考えました。ありがとうご

ざいました。

越田：今回の調査について、データが新しいうちに分析することは必要ですが、もう一つ、回答していただいた内容が生じた時期や時代背景について、少し確認しながら検討する必要もあるように思います。また、調査を通して今までの思いをはじめて語ったという方がたくさんいらしたことから、今後も繰り返し実施していくことも意義があると思います。当事者の方が、語りながら自分のなかで解釈し、整理したことがデータとなり、データの持つ意味も変わってくるように思います。

岡：データの再吟味と継続した調査研究の必要性ですね。ありがとうございました。

時本：皆さんのお話をお伺いして感じたことは、精神的・心理的な問題が例えば受診の行動や制度につながってないような、そういうところに結びついている可能性もあること。それがおぼろげながらも見えてきているということを確認することができました。先ほど時代背景のことを越田先生が仰られましたが、今回訴訟の初期の方は、嫌な思いをしておられる方が多い、強いという、そういうことがみえてきています。そのあたりで現在提訴している新しい方と過去の方というところで少しずつ変わってきているのではないかという思いで聞かせていただきました。その辛い思いに、またそれに不利益が重なりこれ以上大きくならないように私たちの研究班が発信をしていく意義を確認しました。ありがとうございました。

岡：ありがとうございます。今回は当事者参画研究だったことの意味が大きかったと思います。5年から10年毎くらいで継続した調査研究が必要だというお話もありました。また、この出来上がった本をお読みいただいた方がどうお感じになるのか、当事者とご遺族、専門職や健康被害などの社会問題に関心がある読者など、広く社会からのお声を受けながら、データの発信も続けていきたいと思います。

片山：今後も、当事者の方々に寄り添いながら、調査研究を続けていければと思います。本日は、誠にありがとうございました。

資料

資料1　ご本人用調査票

資料2　ご遺族用調査票

資料3　学生用調査票（事前・事後）

資料1　ご本人用調査票

この調査にお答えいただいているのは、どなたですか。

☐₁ ご本人　　☐₃ ご本人の母親　　☐₅ ご本人の子
☐₂ ご本人の父親　☐₄ ご本人の配偶者　☐₆ その他（具体的に　　　　　　）

できるだけご本人がご記入ください。ご本人以外が記入された場合も、以下ではご本人の状況についてお答えください。

I．全員の方に、B型肝炎ウイルスへの感染について、お聞きします。

問1．あなたが、最初にB型肝炎ウイルスに感染していることを知ったのはいつですか。

昭和・平成 ☐☐☐☐ 年

問2．B型肝炎ウイルスに感染していることを知ったきっかけはなんですか（いくつでも☑）。

☐₁ 献血
☐₂ 健康診断
☐₃ 妊娠・出産時の検査
☐₄ 保健所・自治体などでの検査
☐₅ 体調不良による医療機関への受診
☐₆ 家族から聞かされた
☐₇ その他（具体的に　　　　　　）

問3．B型肝炎ウイルスに感染したとわかったときは、どんなお気持ちがしましたか（1～5それぞれの質問について、一番よくあてはまるものに☑。あてはまらない場合は、6．その他にお書きください）。

	大変 あてはまる	やや あてはまる	どちらとも いえない	あまりあて はまらない	全くあて はまらない
1．将来への不安を感じた	☐₁	☐₂	☐₃	☐₄	☐₅
2．理解できずピンとこなかった	☐₁	☐₂	☐₃	☐₄	☐₅
3．病気への恐怖や不安を感じた	☐₁	☐₂	☐₃	☐₄	☐₅
4．仕事のことが心配になった	☐₁	☐₂	☐₃	☐₄	☐₅
5．家族のことが心配になった	☐₁	☐₂	☐₃	☐₄	☐₅

6．その他（具体的に　　　　　　）

問4．提訴した時期を教えてください。

平成　[　　　　] 年 [　　　　] 月

問5．提訴したB型肝炎の病態は何ですか。

無症候性キャリア	慢性肝炎	肝硬変（軽度）	肝硬変（重度）	肝がん
▼	▼	▼	▼	▼
□1	□2	□3	□4	□5

問6．和解の有無と時期を教えてください。

□1 和解した ➡ 平成 [　　　　] 年 [　　　　] 月

□2 まだ和解していない

問7．B型肝炎ウイルスに感染した原因は何ですか。

□1 自分が受けた集団予防接種　　　　□3 その他

□2 母親が受けた集団予防接種からの母子感染

具体的に

問8．身内で、B型肝炎ウイルスに持続感染している方がいますか。それはどなたですか（あてはまる方に☑）。

□1 配偶者　　□4 子（成年）（　　　）人　　□7 わからない

□2 父親　　　□5 子（未成年）（　　　）人　　□8 いない

□3 母親　　　□6 兄弟姉妹（　　　）人　　□9 その他　具体的に

問9. あなたはここ数日、病気やけがなどで体の悪いところ（自覚症状）がありますか（あてはまるものすべてに☑）。

☐1 熱がある	☐15 せきやたんが出る	☐29 肩こり
☐2 体がだるい	☐16 鼻がつまる・鼻汁が出る	☐30 腰痛
☐3 眠れない	☐17 ゼイゼイする	☐31 手足の関節が痛む
☐4 いらいらしやすい	☐18 胃のもたれ・むねやけ	☐32 手足の動きが悪い
☐5 もの忘れする	☐19 下痢	☐33 手足のしびれ
☐6 頭痛	☐20 便秘	☐34 手足が冷える
☐7 めまい	☐21 食欲不振	☐35 足のむくみやだるさ
☐8 目のかすみ	☐22 腹痛・胃痛	☐36 尿が出にくい・排尿時痛い
☐9 物を見づらい	☐23 痔による痛み・出血など	☐37 頻尿（尿の出る回数が多い）
☐10 耳なりがする	☐24 歯が痛い	☐38 尿失禁（尿がもれる）
☐11 きこえにくい	☐25 歯ぐきのはれ・出血	☐39 月経不順・月経痛
☐12 動悸	☐26 かみにくい	☐40 骨折・ねんざ・脱きゅう
☐13 息切れ	☐27 発疹（じんま疹・できものなど）	☐41 切り傷・やけどなどのけが
☐14 前胸部に痛みがある	☐28 かゆみ（湿疹・水虫など）	☐42 その他（具体的に　　　　）

問10. あなたは現在、次の症状が見られたり、診断されたりしていますか（あてはまるものすべてに☑）。

☐1 疲れやすい	☐6 黄だん
☐2 悪心（気持ちが悪い）	☐7 腹水
☐3 嘔吐（吐き気・吐く）	☐8 肝性脳症
☐4 足の痙攣（こむら返りやつっぱり感）	☐9 体重減少
☐5 食道・胃静脈瘤	☐10 その他（具体的に　　　　）

問11. 現在、あなたの病態は何ですか。

無症候性キャリア	慢性肝炎	肝硬変	肝がん
▼	▼	▼	▼
☐1	☐2	☐3	☐4

問12. あなたはB型肝炎の発症を指摘されましたか。

☐1 発症を指摘された　　　☐2 発症を指摘されていない

最初に発症がわかった時期とその時の病態を教えてください。

昭和・平成　[　　　　]　年　[　　　　]　月

慢性肝炎	肝硬変	肝がん	その他
▼	▼	▼	▼
☐1	☐2	☐3	☐4 具体的に

3

問１３．あなたは、これまでにどんな治療を受けましたか（いくつでも☑）。

☐₁ インターフェロン治療

☐₂ 核酸アナログ製剤（バラクルード、ヘプセラ、ゼフィックス、テノゼットなど）

☐₃ ウルソデオキシコール酸（ウルソなど）

☐₄ 強カミノファーゲン

☐₅ 小柴胡湯などの漢方薬

☐₆ がん治療

☐₇ アミノ酸製剤（リーバクト、アミノレバン、ヘパンなど）

☐₈ 肝移植

☐₉ 経過観察のみ

☐₁₀ その他
　　具体的に

問１４．あなたはこれまでインターフェロン治療を受けたことがありますか。

☐₁ ある ——→ ［　　　　　］回受けた　　☐₂ ない

　副問．あると答えた方におたずねします。いつ受けましたか（あてはまるものに☑）。

☐₁ 今、受けている

☐₂ この１ケ月以内に終わった

☐₃ １年以内に終わった

☐₄ この３年以内に終わった

☐₅ この５年以内に終わった

☐₆ ５年以上前に終わった

問１５．あなたは、核酸アナログ製剤による治療を受けていますか。

☐₁ ［　　　　　］年前から受けて現在も受けている

☐₂ ［　　　　　］年前から［　　　　　］年前まで受けた

☐₃ 受けたことがない

☐₄ その他（具体的に　　　　　　　　　　　　　　　　　　　　）

問１６－１．これまでB型肝炎ウイルスの感染に関して、合計何カ所の医療機関にかかりましたか。

　　　　これまでに合計［　　　　　］カ所にかかった

問１６－２．現在、B型肝炎ウイルスの感染に関して、何カ所の医療機関にかかっていますか。あてはまるものに☑。

☐₁ 現在［　　　　　］カ所にかかっている　　☐₂ 現在はかかっていない

4

140

問17. この1年間に、B型肝炎ウイルスの感染が原因で入院しましたか。

☐₁ はい ⟶ ☐ 回入院した　合計 ☐ 日

☐₂ いいえ

問18. 現在、どのくらいの割合で通院していますか（前問の入院期間を除く）。

☐₁ 3年以上通院していない　☐₄ この1年以内に1回　☐₇ この1カ月以内に1回

☐₂ この3年以内に1回　☐₅ この半年以内に1回　☐₈ この1カ月以内に2回以上

☐₃ この2年以内に1回　☐₆ この3カ月以内に1回　☐₉ その他（具体的に　　）

問19. 現在、通院している方におたずねします。

① 医療機関（複数の場合は遠い方）の通院手段を教えてください（あてはまるものいくつでも☑）。

☐₁ 徒歩　☐₄ 車いす　☐₇ 電車・列車　☐₁₀ 新幹線

☐₂ 自転車　☐₅ 自家用車　☐₈ タクシー　☐₁₁ 飛行機

☐₃ バイク　☐₆ バス　☐₉ 船　☐₁₂ その他（具体的に　　）

② 通院している医療機関（複数の場合は遠い方）の1回あたり（片道）の通院時間と交通費を教えてください。

片道 ☐ 時間 ☐ 分　片道 ☐ 円

③ 現在の医療機関にかかっている理由を教えてください（あてはまるものいくつでも☑）。

☐₁ 医師の紹介　☐₇ 自宅に近いから

☐₂ 家族・親せきのすすめ　☐₈ 自宅から離れているから

☐₃ 患者・友人のすすめ　☐₉ ネットなど評判をみて

☐₄ 専門医がいる　☐₁₀ その他

☐₅ 主治医が異動したから　具体的に

☐₆ 職場に近いから

Ⅱ．全員の方に、現在のあなたの健康や生活についてお聞きします。

問１．あなたの健康状態は？（一番よくあてはまるものに☑をつけて下さい）

最高に良い	とても良い	良い	あまり良くない	良くない
▼	▼	▼	▼	▼
☐₁	☐₂	☐₃	☐₄	☐₅

問２．１年前と比べて、現在の健康状態はいかがですか（一番よくあてはまるものに☑をつけて下さい）。

１年前より、はるかに良い	１年前よりは、やや良い	１年前と、ほぼ同じ	１年前ほど、良くない	１年前より、はるかに悪い
☐₁	☐₂	☐₃	☐₄	☐₅

問３． 以下の質問は、日常よく行われている活動です。あなたは健康上の理由で、こうした活動をすることがむずかしいと感じますか。むずかしいとすればどのくらいですか（ア～コまでのそれぞれの質問について、一番よくあてはまるものに☑をつけて下さい）。

	とてもむずかしい	すこしむずかしい	ぜんぜんむずかしくない
	▼	▼	▼
ア）激しい活動、例えば、一生けんめい走る、重い物を持ち上げる、激しいスポーツをするなど	☐₁	☐₂	☐₃
イ）適度の活動、例えば、家や庭のそうじをする、１～２時間散歩するなど	☐₁	☐₂	☐₃
ウ）少し重い物を持ち上げたり、運んだりする（例えば買い物袋など）	☐₁	☐₂	☐₃
エ）階段を数階上までのぼる	☐₁	☐₂	☐₃
オ）階段を１階上までのぼる	☐₁	☐₂	☐₃
カ）体を前に曲げる、ひざまずく、かがむ	☐₁	☐₂	☐₃
キ）１キロメートル以上歩く	☐₁	☐₂	☐₃
ク）数百メートルくらい歩く	☐₁	☐₂	☐₃
ケ）百メートルくらい歩く	☐₁	☐₂	☐₃
コ）自分でお風呂に入ったり、着がえたりする	☐₁	☐₂	☐₃

6

問4. 過去1ヵ月間に、仕事やふだんの活動（家事など）をするにあたって、身体的な理由で次のような問題がありましたか（ア～エまでのそれぞれの質問について、一番よくあてはまるものに☑をつけて下さい）。

	いつも	ほとんど いつも	ときどき	まれに	ぜんぜん ない
	▼	▼	▼	▼	▼
ア）仕事やふだんの活動をする 時間をへらした	☐1	☐2	☐3	☐4	☐5
イ）仕事やふだんの活動が思っ たほど、できなかった	☐1	☐2	☐3	☐4	☐5
ウ）仕事やふだんの活動の内容 によっては、できないもの があった	☐1	☐2	☐3	☐4	☐5
エ）仕事やふだんの活動をする ことがむずかしかった （例えばいつもより努力を 必要としたなど）	☐1	☐2	☐3	☐4	☐5

問5. 過去1ヵ月間に、仕事やふだんの活動（家事など）をするにあたって、心理的な理由で（例えば、気分がおちこんだり不安を感じたりしたために）、次のような問題がありましたか（ア～ウまでのそれぞれの質問について、一番よくあてはまるものに☑をつけて下さい）。

	いつも	ほとんど いつも	ときどき	まれに	ぜんぜん ない
	▼	▼	▼	▼	▼
ア）仕事やふだんの活動をする時間 をへらした	☐1	☐2	☐3	☐4	☐5
イ）仕事やふだんの活動が思ったほ ど、できなかった	☐1	☐2	☐3	☐4	☐5
ウ）仕事やふだんの活動が、いつも ほど、集中してできなかった	☐1	☐2	☐3	☐4	☐5

問6. 過去1ヵ月間に、家族、友人、近所の人、その他の仲間とのふだんのつきあいが、身体的あるいは心理的な理由で、どのくらい妨げられましたか（一番よくあてはまるものに☑をつけて下さい）。

ぜんぜん 妨げられなかった	わずかに 妨げられた	少し 妨げられた	かなり 妨げられた	非常に 妨げられた
▼	▼	▼	▼	▼
☐1	☐2	☐3	☐4	☐5

問7．過去1ヵ月間に、体の痛みをどのくらい感じましたか（一番よくあてはまるものに☑をつけて下さい）。

ぜんぜんなかった	かすかな痛み	軽い痛み	中くらいの痛み	強い痛み	非常に激しい痛み
▼	▼	▼	▼	▼	▼
☐₁	☐₂	☐₃	☐₄	☐₅	☐₆

問8．過去1ヵ月間に、いつもの仕事（家事も含みます）が痛みのために、どのくらい 妨げられましたか（一番よくあてはまるものに☑をつけて下さい）。

ぜんぜん妨げられなかった	わずかに妨げられた	少し妨げられた	かなり妨げられた	非常に妨げられた
▼	▼	▼	▼	▼
☐₁	☐₂	☐₃	☐₄	☐₅

問9．次にあげるのは、過去1ヵ月間に、あなたがどのように感じたかについての質問です（ア～ケまでのそれぞれの質問について、一番よくあてはまるものに☑をつけて下さい）。

	いつも	ほとんどいつも	ときどき	まれに	ぜんぜんない
	▼	▼	▼	▼	▼
ア）元気いっぱいでしたか	☐₁	☐₂	☐₃	☐₄	☐₅
イ）かなり神経質でしたか	☐₁	☐₂	☐₃	☐₄	☐₅
ウ）どうにもならないくらい、気分がおちこんでいましたか	☐₁	☐₂	☐₃	☐₄	☐₅
エ）おちついていて、おだやかな気分でしたか	☐₁	☐₂	☐₃	☐₄	☐₅
オ）活力（エネルギー）にあふれていましたか	☐₁	☐₂	☐₃	☐₄	☐₅
カ）おちこんで、ゆううつな気分でしたか	☐₁	☐₂	☐₃	☐₄	☐₅
キ）疲れ果てていましたか	☐₁	☐₂	☐₃	☐₄	☐₅
ク）楽しい気分でしたか	☐₁	☐₂	☐₃	☐₄	☐₅
ケ）疲れを感じましたか	☐₁	☐₂	☐₃	☐₄	☐₅

144

問１０．過去１ヵ月間に、友人や親せきを訪ねるなど、人とのつきあいが、身体的あるいは心理的な理由で、時間的にどのくらい妨げられましたか（一番よくあてはまるものに☑をつけて下さい）。

いつも	ほとんどいつも	ときどき	まれに	ぜんぜんない
▼	▼	▼	▼	▼
☐1	☐2	☐3	☐4	☐5

問１１．次にあげた各項目はどのくらいあなたにあてはまりますか（ア～エまでのそれぞれの質問について、一番よくあてはまるものに☑をつけて下さい）。

	まったくそのとおり	ほぼあてはまる	なんとも言えない	ほとんどあてはまらない	ぜんぜんあてはまらない
	▼	▼	▼	▼	▼
ア）私は他の人に比べて病気になりやすいと思う	☐1	☐2	☐3	☐4	☐5
イ）私は、人並みに健康である	☐1	☐2	☐3	☐4	☐5
ウ）私の健康は、悪くなるような気がする	☐1	☐2	☐3	☐4	☐5
エ）私の健康状態は非常に良い	☐1	☐2	☐3	☐4	☐5

Ⅲ．全員の方に、生活上の問題や相談相手についておたずねします。

問1－1．あなたは現在、日常生活で悩みやストレスがありますか。

　　　　□₁ ある　　　　　□₂ ない ⟶ 問2へお進みください。

問1－2．それは、どのような原因ですか（あてはまるものすべてに☑）。その中で最も気になる原因の番号を番号記入欄に記入してください。

□₁ 家族との人間関係
□₂ 家族以外との人間関係
□₃ 恋愛・性に関すること
□₄ 結婚
□₅ 離婚
□₆ いじめ、セクシュアル・ハラスメント
□₇ 生きがいに関すること
□₈ 自由にできる時間がない
□₉ 収入・家計・借金など
□₁₀ 自分の病気や介護
□₁₁ 家族の病気や介護

□₁₂ 妊娠・出産
□₁₃ 育児
□₁₄ 家事
□₁₅ 自分の学業・受験・進学
□₁₆ 子どもの教育
□₁₇ 自分の仕事
□₁₈ 家族の仕事
□₁₉ 住まいや生活環境
　　（公害、安全及び交通事情を含む）
□₂₀ その他（具体的に　　　　　　　　　）
□₂₁ わからない

　　　　　　最も気になる悩みやストレスの番号記入欄 ⟶ ☐ 番

問1－3．悩みやストレスを、どのように相談していますか（あてはまるすべてに☑）。また、最も気になる悩みやストレスについてどのように相談していますか。あてはまる番号の主なものを2つまで番号記入欄に記入してください。

□₁ 家族に相談している
□₂ 友人・知人に相談している
□₃ 患者会・患者に相談している
□₄ 原告団・原告に相談している
□₅ 職場の上司、学校の先生に相談している
□₆ 公的な機関（保健所、福祉事務所、精神保健福祉センターなど）の相談窓口（電話などでの相談を含む）を利用している
□₇ ソーシャルワーカー・相談員に相談している
□₈ 民間の相談機関（悩み相談所など）の相談窓口（電話などでの相談を含む）を利用している

□₉ 病院・診療所の医師に相談している
□₁₀ 肝炎コーディネーターに相談している
□₁₁ テレビ、ラジオ、新聞などの相談コーナーを利用している
□₁₂ 1～11以外で相談している（職場の相談窓口など）
□₁₃ 相談したいが誰にも相談できないでいる
□₁₄ 相談したいがどこに相談したらよいかわからない
□₁₅ 相談する必要はないので誰にも相談していない

　　　　　　最も気になる悩みやストレスの相談状況の番号記入欄 ⟶ ☐ ☐ 番

問2．Ｂ型肝炎ウイルスへの感染を理由に、次の各項目に関して嫌な思いをしたことがありますか。
1～14のすべてにお答えください（それぞれ最もあてはまるものに☑）。

	よくある	時々ある	どちらとも いえない	あまりない	全くない
	▼	▼	▼	▼	▼
1．これまで医師（歯科医師を含まない）の言動で嫌な思いをしたことがある	□1	□2	□3	□4	□5
2．この1年間医師（歯科医師を含まない）の言動で嫌な思いをしたことがある	□1	□2	□3	□4	□5
3．これまで歯科医師の言動で嫌な思いをしたことがある	□1	□2	□3	□4	□5
4．この1年間歯科医師の言動で嫌な思いをしたことがある	□1	□2	□3	□4	□5
5．これまで看護師の言動で嫌な思いをしたことがある	□1	□2	□3	□4	□5
6．この1年間看護師の言動で嫌な思いをしたことがある	□1	□2	□3	□4	□5
7．これまで市役所や保健所などで嫌な思いをしたことがある	□1	□2	□3	□4	□5
8．この1年間市役所や保健所などで嫌な思いをしたことがある	□1	□2	□3	□4	□5
9．職場で嫌な思いをしたことがある	□1	□2	□3	□4	□5
10．家族の言動で嫌な思いをしたことがある	□1	□2	□3	□4	□5
11．親せきの言動で嫌な思いをしたことがある	□1	□2	□3	□4	□5
12．友人の言動で嫌な思いをしたことがある	□1	□2	□3	□4	□5
13．近所の人の言動で嫌な思いをしたことがある	□1	□2	□3	□4	□5
14．地域のつきあいで嫌な思いをしたことがある	□1	□2	□3	□4	□5

問3．これまで、B型肝炎ウィルスへの感染を主な理由として、次のことがらを経験されましたか（あてはまるものすべてに☑）。

- ☐1 家族の関係が悪くなった
- ☐2 親せきとの関係が悪くなった
- ☐3 恋愛や結婚に関してつらい経験をした
- ☐4 子どもを持つことをあきらめた
- ☐5 地域での活動などに参加しなかった・やめた
- ☐6 友人との関係が悪くなった
- ☐7 いじめにあった（どこで　　　　　　　　）
- ☐8 飲食に関してつらい経験をした
- ☐9 同僚・上司との関係が悪くなった
- ☐10 昇進をあきらめた
- ☐11 退職（転職）した
- ☐12 収入が減った
- ☐13 民間保険の加入・更新を断られた
- ☐14 医療・福祉関係の施設入所や利用を断られた
- ☐15 趣味・スポーツなどができなかった
- ☐16 特にない

問4．次の項目の経験は、あなたにとってどのくらい辛いものでしたか。

	非常に辛かった	少し辛かった	どちらともいえない	あまり辛くなかった	全く辛くなかった	経験がないのでわからない
1．医師（歯科医師を含まない）から差別的な扱いを受けた	☐1	☐2	☐3	☐4	☐5	☐6 該当なし
2．歯科医師から差別的な扱いを受けた	☐1	☐2	☐3	☐4	☐5	☐6 該当なし
3．看護師から差別的な扱いを受けた	☐1	☐2	☐3	☐4	☐5	☐6 該当なし
4．市役所や保健所などで差別的な扱いを受けた	☐1	☐2	☐3	☐4	☐5	☐6 該当なし
5．会社の上司・同僚から差別的な言動をされた	☐1	☐2	☐3	☐4	☐5	☐6 該当なし
6．家族から冷たい態度を取られた	☐1	☐2	☐3	☐4	☐5	☐6 該当なし
7．親せきから冷たい態度を取られた	☐1	☐2	☐3	☐4	☐5	☐6 該当なし
8．交際相手から冷たい態度を取られた	☐1	☐2	☐3	☐4	☐5	☐6 該当なし
9．友人から冷たい態度を取られた	☐1	☐2	☐3	☐4	☐5	☐6 該当なし
10．近所の人から冷たい態度を取られた	☐1	☐2	☐3	☐4	☐5	☐6 該当なし

問5. あなたがB型肝炎ウイルスに感染していることについて誰が知っていますか（あてはまるもの
すべてに☑）。

- ☐1 配偶者
- ☐2 その他の家族
- ☐3 親せき
- ☐4 友人
- ☐5 恋人
- ☐6 職場の上司
- ☐7 職場の同僚
- ☐8 隣人（地域住民）
- ☐9 かかりつけ医（歯科医師）
- ☐10 かかりつけ医（歯科医師以外）
- ☐11 誰も知らない
- ☐12 秘密にしている人はいない
- ☐13 その他
  具体的に

問6. これまでに、次のような経験をしましたか。

| | 大変あて
はまる | 少しあて
はまる | どちらとも
いえない | あまり
あてはま
らない | 全く
あてはま
らない |
|---|---|---|---|---|---|
| 1. 訴訟に関して、必要な書類の入手に苦労した | ☐1 | ☐2 | ☐3 | ☐4 | ☐5 |
| 2. 医療機関で、訴訟への批判的な意思を伝えられた | ☐1 | ☐2 | ☐3 | ☐4 | ☐5 |
| 3. 親きょうだいに検査や手続きの協力を得るのが大変だった | ☐1 | ☐2 | ☐3 | ☐4 | ☐5 |
| 4. 感染原因が集団予防接種と分かって胸のつかえが取れた | ☐1 | ☐2 | ☐3 | ☐4 | ☐5 |
| 5. 感染原因が集団予防接種と分かって家族間のわだかまりが解けた | ☐1 | ☐2 | ☐3 | ☐4 | ☐5 |
| 6. 感染していることによって家族との絆（関係）が深まったと思う | ☐1 | ☐2 | ☐3 | ☐4 | ☐5 |
| 7. 感染していることによって、交友関係が狭くなったと思う | ☐1 | ☐2 | ☐3 | ☐4 | ☐5 |
| 8. 感染していることによって、物事に消極的になったと思う | ☐1 | ☐2 | ☐3 | ☐4 | ☐5 |

問7. 現在、B型肝炎治療に関する医療費助成制度を利用していますか（あてはまるものいくつでも☑）。

☐₁ インターフェロン・核酸アナログ製剤に関する助成制度を利用している

☐₂ インターフェロン・核酸アナログ製剤以外の助成制度を利用している

☐₃ その他（具体的に　　　　　　　　　　　　　　　　　　　　　　　　　　）

☐₄ 利用していない

問8. 上の問で「4　利用していない」と答えた方にうかがいます。その理由を教えてください（あてはまるものいくつでも☑）。

☐₁ 制度を知らないから　　　　☐₅ 周囲に感染のことが知られると困るから

☐₂ 手続に費用がかかるから　　☐₆ 治療していないから

☐₃ 手続きに手間がかかるから　☐₇ その他
　　　　　　　　　　　　　　　　具体的に
☐₄ 制度の対象外だから

Ⅳ. 男性で、お子さんがいる方におたずねします（それ以外の方はP.15にお進みください）。

問1. お子さんは何人いますか。　　[　　　　]人

問2. お子さんにワクチン接種をしましたか。

☐₁ 全員にした　　　　　　　　☐₃ 全員していない

☐₂ した子としなかった子がいる　☐₄ わからない

問3. 父子感染をしたお子さんがいますか。

☐₁ いる ──→ [　　　　]人

☐₂ いない

V. 母子感染でB型肝炎に感染した方（子）におたずねします（それ以外の方はP.16にお進みください）。

問1. 母子感染のことを、誰から伝えられましたか。

母親から	父親・他の家族から	医師・看護師から	その他
▼	▼	▼	▼
□1	□2	□3	□4 具体的に

問2. 母子感染を伝えられた後、あなたの母親に対する気持ちは変わりましたか（1〜5までのそれぞれの質問について、一番よくあてはまるものに☑。あてはまらない場合は、6．その他に記入してください）。

	大変あてはまる ▼	ややあてはまる ▼	どちらともいえない ▼	あまりあてはまらない ▼	全くあてはまらない ▼
1. 母親のせいで感染したと恨んだ	□1	□2	□3	□4	□5
2. 母親を助けたいと思った	□1	□2	□3	□4	□5
3. 母親とどう接して良いか分らなかった	□1	□2	□3	□4	□5
4. 母親と病気について話したいと思った	□1	□2	□3	□4	□5
5. 母親との時間を大切にしたいと思った	□1	□2	□3	□4	□5

6. その他（具体的に　　　　　　　　　　　　　　　）

問3. 母子感染を伝えられた後、母親のあなたに対する態度は変わりましたか（1〜5までのそれぞれの質問について、一番よくあてはまるものに☑。あてはまらない場合は、6．その他に記入してください）。

	大変あてはまる ▼	ややあてはまる ▼	どちらともいえない ▼	あまりあてはまらない ▼	全くあてはまらない ▼
1. 腫れ物にさわるように気を使うようになった	□1	□2	□3	□4	□5
2. あなたの健康を気づかうようになった	□1	□2	□3	□4	□5
3. やさしくなった	□1	□2	□3	□4	□5
4. あなたの将来を気づかうようになった	□1	□2	□3	□4	□5
5. 病院に行くように勧めるようになった	□1	□2	□3	□4	□5

6. その他（具体的に　　　　　　　　　　　　　　　）

Ⅵ．女性で出産経験がある方におたずねします（それ以外の方はP.22にお進みください）。

問1．1人目のお子さんについて、出産時の状況をお答えください。

	お子さんの性別を教えてください。	☐₁ 男　☐₂ 女

お子さんの生年	あなたの妊娠時のHBV検査の有無	お子さんのワクチン接種	母子感染	母子感染判明の時期	現在のお子さんの状態は
昭和／平成 　　年 生まれ	☐₁ した ☐₂ しない ☐₃ わからない	☐₁ した ☐₂ しない ☐₃ わからない	☐₁ した → ☐₂ しない ☐₃ わからない ↓ 問2. 2人目のお子さんにお進みください	昭和／平成 　　年	☐₁ キャリア ☐₂ 慢性肝炎 ☐₃ 肝硬変 ☐₄ 肝がん ☐₅ 死亡

ア）　母子感染が判明したときのお気持ちをおうかがいします（それぞれあてはまるものに☑）。

	とても思った	やや思った	どちらともいえない	あまり思わなかった	全く思わなかった
1．ショックを受けた	☐₁	☐₂	☐₃	☐₄	☐₅
2．子どもに申し訳ない	☐₁	☐₂	☐₃	☐₄	☐₅
3．子どもの将来への不安	☐₁	☐₂	☐₃	☐₄	☐₅
4．どうしてよいかわからない	☐₁	☐₂	☐₃	☐₄	☐₅

イ）　お子さんに伝えましたか。　　☐₁ はい　☐₂ いいえ → 次の質問 ウ）へ。

誰から伝えられましたか。

母親から	父親・他の家族から	医師・看護師から	その他
☐₁	☐₂	☐₃	☐₄ 具体的に

伝えたあと、お子さんの態度は変わりましたか。以下の5段階でお答えください（それぞれあてはまるものに☑）。

	大変あてはまる	ややあてはまる	どちらともいえない	あまりあてはまらない	全くあてはまらない
1．母親と子の間にわだかまりができた	☐₁	☐₂	☐₃	☐₄	☐₅
2．自暴自棄になった	☐₁	☐₂	☐₃	☐₄	☐₅
3．子ども自身の健康を心配するようになった	☐₁	☐₂	☐₃	☐₄	☐₅
4．母親にやさしくなった	☐₁	☐₂	☐₃	☐₄	☐₅
5．感染の意味が理解できない様子だった	☐₁	☐₂	☐₃	☐₄	☐₅

152

ウ）　お子さんにB型肝炎の症状が表れた方にお聞きします。お子さんが<u>B型肝炎を発症したとき</u>のあなたのお気持ちをおうかがいします（それぞれあてはまるものに☑）。

	とても思った	やや思った	どちらともいえない	あまり思わなかった	全く思わなかった
1．ショックをうけた	☐1	☐2	☐3	☐4	☐5
2．子どもに申し訳ない	☐1	☐2	☐3	☐4	☐5
3．子どもが差別されないか心配	☐1	☐2	☐3	☐4	☐5
4．子どもの健康への不安	☐1	☐2	☐3	☐4	☐5
5．子どもの将来への不安	☐1	☐2	☐3	☐4	☐5
6．どうしてよいかわからない	☐1	☐2	☐3	☐4	☐5
7．子どもに最善の医療を受けさせたい	☐1	☐2	☐3	☐4	☐5

エ）　お子さんにB型肝炎の症状が表れた方にお聞きします。<u>現在のお気持ち</u>をおうかがいします（それぞれあてはまるものに☑）。

	とても思った	やや思った	どちらともいえない	あまり思わなかった	全く思わなかった
1．子どもに申し訳ない	☐1	☐2	☐3	☐4	☐5
2．子どもが差別されないか心配	☐1	☐2	☐3	☐4	☐5
3．子どもの健康への不安	☐1	☐2	☐3	☐4	☐5
4．子どもの将来への不安	☐1	☐2	☐3	☐4	☐5
5．どうしてよいかわからない	☐1	☐2	☐3	☐4	☐5
6．子どもに最善の医療を受けさせたい	☐1	☐2	☐3	☐4	☐5

オ）　妊娠・出産の際に、母子感染に関して、医師からの説明はありましたか。

丁寧に説明された	だいたい説明された	どちらともいえない	ほとんど説明されなかった	全く説明されなかった
☐1	☐2	☐3	☐4	☐5

カ）　1人目のお子さんの感染に関して具体的な状況をお書きください。

［自由記述］

17

問2．2人目のお子さんについて、出産時の状況をお答えください。

お子さんの性別を教えてください。　☐₁ 男　☐₂ 女

お子さんの生年	あなたの妊娠時のHBV検査の有無	お子さんのワクチン接種	母子感染	母子感染判明の時期	現在のお子さんの状態は
昭和／平成 □年 生まれ	☐₁ した ☐₂ しない ☐₃ わからない	☐₁ した ☐₂ しない ☐₃ わからない	☐₁ した → ☐₂ しない ☐₃ わからない ↓ 問3. 3人目のお子さんにお進みください	昭和／平成 □年	☐₁ キャリア ☐₂ 慢性肝炎 ☐₃ 肝硬変 ☐₄ 肝がん ☐₅ 死亡

ア）　母子感染が判明したときのお気持ちをおうかがいします（それぞれあてはまるものに☑）。

	とても思った	やや思った	どちらともいえない	あまり思わなかった	全く思わなかった
1．ショックを受けた	☐₁	☐₂	☐₃	☐₄	☐₅
2．子どもに申し訳ない	☐₁	☐₂	☐₃	☐₄	☐₅
3．子どもの将来への不安	☐₁	☐₂	☐₃	☐₄	☐₅
4．どうしてよいかわからない	☐₁	☐₂	☐₃	☐₄	☐₅

イ）　お子さんに伝えましたか。　☐₁ はい　☐₂ いいえ → 次の質問 ウ）へ。

誰から伝えられましたか。

母親から	父親・他の家族から	医師・看護師から	その他
☐₁	☐₂	☐₃	☐₄ 具体的に

伝えたあと、お子さんの態度は変わりましたか。以下の5段階でお答えください（それぞれあてはまるものに☑）。

	大変あてはまる	ややあてはまる	どちらともいえない	あまりあてはまらない	全くあてはまらない
1．母親と子の間にわだかまりができた	☐₁	☐₂	☐₃	☐₄	☐₅
2．自暴自棄になった	☐₁	☐₂	☐₃	☐₄	☐₅
3．子ども自身の健康を心配するようになった	☐₁	☐₂	☐₃	☐₄	☐₅
4．母親にやさしくなった	☐₁	☐₂	☐₃	☐₄	☐₅
5．感染の意味が理解できない様子だった	☐₁	☐₂	☐₃	☐₄	☐₅

ウ）　お子さんにB型肝炎の症状が表れた方にお聞きします。お子さんが<u>B型肝炎を発症したとき</u>のあなたのお気持ちをおうかがいします（それぞれあてはまるものに☑）。

	とても思った	やや思った	どちらともいえない	あまり思わなかった	全く思わなかった
1．ショックをうけた	□1	□2	□3	□4	□5
2．子どもに申し訳ない	□1	□2	□3	□4	□5
3．子どもが差別されないか心配	□1	□2	□3	□4	□5
4．子どもの健康への不安	□1	□2	□3	□4	□5
5．子どもの将来への不安	□1	□2	□3	□4	□5
6．どうしてよいかわからない	□1	□2	□3	□4	□5
7．子どもに最善の医療を受けさせたい	□1	□2	□3	□4	□5

エ）　お子さんにB型肝炎の症状が表れた方にお聞きします。<u>現在のお気持ち</u>をおうかがいします（それぞれあてはまるものに☑）。

	とても思った	やや思った	どちらともいえない	あまり思わなかった	全く思わなかった
1．子どもに申し訳ない	□1	□2	□3	□4	□5
2．子どもが差別されないか心配	□1	□2	□3	□4	□5
3．子どもの健康への不安	□1	□2	□3	□4	□5
4．子どもの将来への不安	□1	□2	□3	□4	□5
5．どうしてよいかわからない	□1	□2	□3	□4	□5
6．子どもに最善の医療を受けさせたい	□1	□2	□3	□4	□5

オ）　妊娠・出産の際に、母子感染に関して、医師からの説明はありましたか。

丁寧に説明された	だいたい説明された	どちらともいえない	ほとんど説明されなかった	全く説明されなかった
□1	□2	□3	□4	□5

カ）　2人目のお子さんの感染に関して具体的な状況をお書きください。

［自由記述］

問3．3人目のお子さんについて、出産時の状況をお答えください。

	お子さんの性別を教えてください。	□₁ 男　□₂ 女

お子さんの生年	あなたの妊娠時のHBV検査の有無	お子さんのワクチン接種	母子感染	母子感染判明の時期	現在のお子さんの状態は
昭和／平成 ☐ 年 生まれ	□₁ した □₂ しない □₃ わからない	□₁ した □₂ しない □₃ わからない	□₁ した → □₂ しない □₃ わからない ↓ P.22 のⅦへお進みください	昭和／平成 ☐ 年	□₁ キャリア □₂ 慢性肝炎 □₃ 肝硬変 □₄ 肝がん □₅ 死亡

ア）　母子感染が判明したときのお気持ちをおうかがいします（それぞれあてはまるものに☑）。

	とても思った	やや思った	どちらともいえない	あまり思わなかった	全く思わなかった
1．ショックを受けた	□₁	□₂	□₃	□₄	□₅
2．子どもに申し訳ない	□₁	□₂	□₃	□₄	□₅
3．子どもの将来への不安	□₁	□₂	□₃	□₄	□₅
4．どうしてよいかわからない	□₁	□₂	□₃	□₄	□₅

イ）　お子さんに伝えましたか。　　□₁ はい　□₂ いいえ ⟶ 次の質問 ウ）へ。

誰から伝えられましたか。

母親から	父親・他の家族から	医師・看護師から	その他
□₁	□₂	□₃	□₄ 具体的に

伝えたあと、お子さんの態度は変わりましたか。以下の5段階でお答えください（それぞれあてはまるものに☑）。

	大変あてはまる	ややあてはまる	どちらともいえない	あまりあてはまらない	全くあてはまらない
1．母親と子の間にわだかまりができた	□₁	□₂	□₃	□₄	□₅
2．自暴自棄になった	□₁	□₂	□₃	□₄	□₅
3．子ども自身の健康を心配するようになった	□₁	□₂	□₃	□₄	□₅
4．母親にやさしくなった	□₁	□₂	□₃	□₄	□₅
5．感染の意味が理解できない様子だった	□₁	□₂	□₃	□₄	□₅

ウ）　お子さんにＢ型肝炎の症状が表れた方にお聞きします。お子さんが**Ｂ型肝炎を発症したとき**のあなたのお気持ちをおうかがいします（それぞれあてはまるものに☑）。

	とても思った	やや思った	どちらともいえない	あまり思わなかった	全く思わなかった
1．ショックをうけた	□1	□2	□3	□4	□5
2．子どもに申し訳ない	□1	□2	□3	□4	□5
3．子どもが差別されないか心配	□1	□2	□3	□4	□5
4．子どもの健康への不安	□1	□2	□3	□4	□5
5．子どもの将来への不安	□1	□2	□3	□4	□5
6．どうしてよいかわからない	□1	□2	□3	□4	□5
7．子どもに最善の医療を受けさせたい	□1	□2	□3	□4	□5

エ）　お子さんにＢ型肝炎の症状が表れた方にお聞きします。**現在のお気持ち**をおうかがいします（それぞれあてはまるものに☑）。

	とても思った	やや思った	どちらともいえない	あまり思わなかった	全く思わなかった
1．子どもに申し訳ない	□1	□2	□3	□4	□5
2．子どもが差別されないか心配	□1	□2	□3	□4	□5
3．子どもの健康への不安	□1	□2	□3	□4	□5
4．子どもの将来への不安	□1	□2	□3	□4	□5
5．どうしてよいかわからない	□1	□2	□3	□4	□5
6．子どもに最善の医療を受けさせたい	□1	□2	□3	□4	□5

オ）　妊娠・出産の際に、母子感染に関して、医師からの説明はありましたか。

丁寧に説明された	だいたい説明された	どちらともいえない	ほとんど説明されなかった	全く説明されなかった
□1	□2	□3	□4	□5

カ）　3人目のお子さんの感染に関して具体的な状況をお書きください。

[自由記述]

4人目以上の方はＰ.２４の自由記述欄にお書きください。

Ⅶ．全員の方におたずねします。

問１． あなたの性別に☑をつけてください。　　　　　☐₁ 男性　　☐₂ 女性

問２． 生まれた年と月をご記入ください。　　昭和 ・ 平成 ☐　年 ☐　月生まれ

問３． あなたがお住まいの地域をご記入ください。

☐（都．道．府．県）　　☐（市．区．郡）

問４－１． あなたが、一緒にお住まいで、生計をともにしている方（世帯員）は、何人ですか。

あなたを含めて ☐ 人

問４－２． あなたは現在、どなたかと同居されていますか（同居している方すべてに☑）。

☐₁ 一人暮らし　　☐₅ あなたの兄弟姉妹（　　）人　　☐₉ あなたの義母
☐₂ あなたの配偶者　☐₆ あなたの子（未成年）（　　）人　☐₁₀ その他
☐₃ あなたの父親　　☐₇ あなたの子（成年）（　　）人　　具体的に
☐₄ あなたの母親　　☐₈ あなたの義父

問４－３． あなたには、就学中の（学校に通っている）お子さんがいますか。

☐₁ いる ⟶ 同居している就学中の子ども ☐ 人
　　　　　　　別居している就学中の子ども ☐ 人

☐₂ いない

問５． あなたの住居の種類を教えてください。

☐₁ 持ち家　　　　　　　　　　　　　☐₄ 都市再生機構・公社などの公営賃貸住宅
☐₂ 民間賃貸住宅　　　　　　　　　　☐₅ その他
☐₃ 社宅・公務員住宅などの給与住居　　具体的に

問６． 現在のあなたのお仕事を教えてください（一番あてはまるものに☑）。

☐₁ 正社員など正規雇用　　　　　　　　　　☐₆ 学生
☐₂ 派遣社員・契約社員・嘱託など非正規雇用　☐₇ 無職
☐₃ 自営　　　　　　　　　　　　　　　　　☐₈ その他
☐₄ パート・アルバイト　　　　　　　　　　具体的に
☐₅ 専業主婦（主夫）

158

問7．世帯の年収（手取り）は、大体どのくらいですか。差しつかえない範囲でお聞かせください。

- □1 0～100万未満
- □2 100万～200万未満
- □3 200万～300万未満
- □4 300万～400万未満
- □5 400万～500万未満
- □6 500万～600万未満
- □7 600万～800万未満
- □8 800万～1000万未満
- □9 1000万以上

問8．現在の暮らしの状況を総合的にみて、どう感じていますか。

大変苦しい	やや苦しい	普通	ややゆとりがある	大変ゆとりがある
▼	▼	▼	▼	▼
□1	□2	□3	□4	□5

問9．今後の経済的な暮らし向きについて、不安を感じますか。

とても不安	やや不安	どちらでもない	あまり不安でない	全く不安でない
▼	▼	▼	▼	▼
□1	□2	□3	□4	□5

問10．あなたの最終学歴を教えてください。

- □1 中学
- □2 高校
- □3 専門学校・専修学校
- □4 短大・高専
- □5 大学
- □6 大学院
- □7 その他
  - 具体的に

問11．国や社会に望むのはどのようなことですか（あてはまるものすべてに☑）。

- □1 医療費助成
- □2 差別・偏見の除去
- □3 被害の再発防止
- □4 真相究明・情報提供
- □5 肝炎の治療法の進歩
- □6 若い人への教育
- □7 医療従事者などへの教育
- □8 特にない
- □9 その他（具体的に　　　　）

問12．今後の被害救済や支援について、ご意見がありましたら、ぜひご記入ください。

Ⅷ．最後に、ご自由にこれまでのご経験やお気持ちをお書きください。

質問項目で答えきれなかったことなどもお書きください。

たくさんの質問にお答えいただき、ありがとうございました。

お手数ですが、記入もれがないか今一度ご確認いただければ幸いです。

資料2　ご遺族用調査票

集団予防接種等によるＢ型肝炎ウイルス感染の
ご遺族の皆様へ

・このアンケートは、集団予防接種等によるＢ型肝炎ウイルスへの感染によって、ご家族を亡くされた皆様にお送りしております。

・お亡くなりになったご家族のことをおたずねする質問があり、答えづらい内容が含まれているかもしれません。答えられる質問だけでも構いませんので、ご無理のない範囲でお答えいただけましたら幸いです。

・皆様のお声を、できる限り社会に伝えていきたいと考えております。お手数ですが、ご協力のほど、よろしくお願いいたします。

●ご協力いただける場合、
次のページのアンケートへお進みください。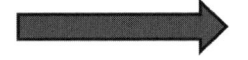

●ご協力が難しい場合、

・差しつかえなければ、理由をお聞かせください（あてはまるものすべてに☑ ）。

☐₁ 心の整理ができていない	☐₄ 忙しい
☐₂ 今は、思い出すのがつらい	☐₅ その他
☐₃ 体調がすぐれない	（具体的に　　　　　　　　　　　　）

・無記入のアンケート（白紙）でも構いませんので、そのままご返送いただけると参考になります。ご面倒をおかけしますが、よろしくお願いいたします。

1

Ⅰ．提訴や和解の状況についてお聞きします。

問1．提訴した時期を教えてください。

平成 [　　　] 年 [　　　] 月

問2．和解の有無と時期を教えてください。

☐₁ 和解した　平成 [　　　] 年 [　　　] 月

☐₂ まだ和解していない

Ⅱ．お亡くなりになった方（以下、故人とさせていただきます）についてお聞きします。

問1．故人の性別に☑をつけてください。　　☐₁ 男性　　☐₂ 女性

問2．故人の生年月をご記入ください。

昭和・平成 [　　　] 年 [　　　] 月

問3．お亡くなりになった年月をご記入ください。

昭和・平成 [　　　] 年 [　　　] 月ご逝去

問4．故人が、最後に住んでおられた地域をご記入ください。

[　　　] （都．道．府．県）　[　　　] （市．区．郡）

問5．お亡くなりになった当時、故人が一緒にお住まいで、生計を共にしていた方（世帯員）は、何人でしたか。

故人を含めて [　　　] 人

2

162

問6. 病状が悪化する前、故人は、お仕事をされていましたか（一番よくあてはまるものに☑）。

- ☐1 正社員など正規雇用
- ☐2 派遣社員・契約社員・嘱託など非正規雇用
- ☐3 自営
- ☐4 パート・アルバイト
- ☐5 専業主婦（主夫）
- ☐6 学生
- ☐7 無職
- ☐8 その他
  具体的に

問7. 病状が悪化する前、故人は、家計を支える中心的な役割をされていましたか（一番よくあてはまるものに☑）。

- ☐1 故人が中心になって家計を支えていた
- ☐2 故人とあなたが半々程度、家計を支えていた
- ☐3 故人も常勤で働いていたが、家計の中心は別の家族だった
- ☐4 故人はパート・アルバイトなどで生計を補助していた
- ☐5 故人は家計を支える役割をしていなかった
- ☐6 その他
  具体的に

Ⅲ．故人のB型肝炎ウイルス感染や病気（慢性肝炎や肝がんなど）についてお聞きします。

問1. 故人が、B型肝炎ウイルスに感染した原因は何ですか。

- ☐1 故人が受けた集団予防接種
- ☐2 母親が受けた集団予防接種からの母子感染
- ☐3 その他（具体的に　　　　　）

問2. 故人が、B型肝炎ウイルスへの感染を知ったきっかけは何ですか（あてはまるものすべてに☑）。

- ☐1 献血
- ☐2 健康診断
- ☐3 妊娠出産時の検査
- ☐4 保健所・自治体などでの検査
- ☐5 体調不良による医療機関の受診
- ☐6 故人は感染のことを知らなかった
- ☐7 わからない
- ☐8 その他（具体的に　　　　　）

問3. 故人は、いつ頃、B型肝炎ウイルスへの感染を知りましたか。

- ☐1 昭和・平成　　　　　年頃
- ☐2 故人は知らなかった
- ☐3 わからない

3

問4．故人のB型肝炎が集団予防接種に関係することを、故人が知ったのは、いつごろですか。

☐₁ 昭和・平成 [　　　] 年頃　☐₂ 故人は知らなかった　☐₃ わからない

問5．B型肝炎ウイルスへの感染判明時、故人は感染の理由をどのようにお考えでしたか（あてはまるものすべてに☑）。

☐₁ 母子感染だと思っていたと思う　☐₆ 原因を考えたが、わからなかったと思う
☐₂ 性感染だと思っていたと思う　☐₇ わからない
☐₃ 集団予防接種だと思っていたと思う　☐₈ 故人は自分の感染を知らなかったと思う
☐₄ 輸血だと思っていたと思う　☐₉ その他
☐₅ 原因を考えたことがなかったと思う　（具体的に　　　　　　　　　）

問6−1．故人が慢性肝炎の発症を最初に指摘されたのはいつ頃ですか。

☐₁ 昭和・平成 [　　　] 年頃　☐₂ 診断されなかった　☐₃ わからない

問6−2．故人が肝がんの発症を最初に指摘されたのはいつ頃ですか。

☐₁ 昭和・平成 [　　　] 年頃　☐₂ 診断されなかった　☐₃ わからない

Ⅳ．あなたが故人の感染や病気について知ったときのことをお聞きします。

問1．あなたは、いつ頃、故人がB型肝炎ウイルスに感染していることを知りましたか。（ご逝去後にわかった場合はその時期をご記入ください）。

昭和・平成 [　　　] 年頃

問2．故人のB型肝炎が集団予防接種に関係することを、あなたが知ったのは、いつごろですか（ご逝去後にわかった場合でもその時期をご記入ください）。

昭和・平成 [　　　] 年頃

問3．故人のB型肝炎ウイルス感染がわかったとき、あなたは、それが後に重篤な病気になると考えていましたか（一番よくあてはまるものに☑）。

☐₁ 認識していた　☐₅ 認識していなかった
☐₂ やや認識していた　☐₆ 故人の感染を知らなかった
☐₃ どちらともいえない　☐₇ 感染がわかったときには、既に重篤な症状が出ていた
☐₄ あまり認識していなかった　☐₈ その他（具体的に　　　　　　　　　）

問4. B型肝炎ウイルスへの感染判明時、あなたは、故人の感染の理由をどのようにお考えでしたか。

- ☐1 母子感染だと思っていた
- ☐2 性感染だと思っていた
- ☐3 集団予防接種だと思っていた
- ☐4 輸血だと思っていた
- ☐5 原因を考えたことがなかった
- ☐6 原因を考えたが、わからなかった
- ☐7 その他
  （具体的に　　　　　　　　　　　）

問5. 故人が発症した時、あなたはどなたかに相談しましたか（あてはまるものすべてに☑）。

- ☐1 家族
- ☐2 親せき
- ☐3 あなたの友人
- ☐4 あなたの交際相手
- ☐5 あなたの同僚
- ☐6 あなたの上司
- ☐7 医師
- ☐8 看護師
- ☐9 患者会
- ☐10 行政・保健所
- ☐11 病院の相談窓口
- ☐12 故人の発症を知らなかった
- ☐13 相談できなかった
- ☐14 相談しなかった
- ☐15 その他（具体的に　　　　　　　）

問6. 故人の主治医はできるだけのことをしてくれたと思いますか。あなたのお考えをご回答ください。

☐1 とてもそう思う　☐2 まあそう思う　☐3 どちらともいえない　☐4 あまり思わない　☐5 全く思わない

問7. 医師が故人の病状を説明するとき、あなたが同席することはありましたか。

☐1 おおむね同席した　☐2 ときどき同席した　☐3 ほとんど同席しなかった　☐4 全く同席しなかった

V. 故人が亡くなられる前後のことをお聞きします。

問1. 故人は安らかに亡くなられましたか。

☐1 そう思う　☐2 ややそう思う　☐3 あまりそう思わない　☐4 そう思わない

問2. あなたは心の準備ができていましたか。

☐1 できていた　☐2 ほぼできていた　☐3 あまりできていなかった　☐4 できていなかった

問3. 故人とは何でも話し合うことができていましたか。

☐1 できていた　☐2 ほぼできていた　☐3 あまりできていなかった　☐4 できていなかった

問4. あなたは十分にお世話することができましたか。

☐1 できていた　☐2 ほぼできていた　☐3 あまりできていなかった　☐4 できていなかった

問5．あなたは故人の余命を知っていましたか。

☐₁ 知っていた　　☐₂ なんとなく知っていた　　☐₃ ほとんど知らなかった　　☐₄ 全く知らなかった

余命を知っていた方にうかがいます。

副問①．あなたはどのようにして故人の余命を知りましたか（あてはまるものすべてに☑）。

☐₁ 故人から聞いた
☐₂ 故人と一緒に、医師から説明を受けた
☐₃ 医師からあなたへ説明があった
☐₄ あなたの家族から聞いた
☐₅ 書籍やインターネットを使って自分で調べた
☐₆ はっきり聞いたわけではないが死期が近いことを察した
☐₇ その他
具体的に

副問②．最初に余命について知った時、どのくらいの期間だと理解されていましたか（一番よくあてはまるものに☑）。

☐₁ １ヶ月未満
☐₂ 約１ヶ月
☐₃ １ヶ月～３ヶ月
☐₄ 約３ヶ月
☐₅ ３ヶ月～半年
☐₆ 約半年
☐₇ 半年～１年
☐₈ 約１年
☐₉ 約３年
☐₁₀ 約５年
☐₁₁ 約１０年
☐₁₂ その他
具体的に

副問③．余命を知った時期（タイミング）について、どのように感じていますか。

☐₁ 適切だった　　☐₂ まあ適切だった　　☐₃ やや遅かった　　☐₄ 遅すぎた
☐₅ その他（具体的に　　　　　　　　　　　　　　　　）

副問④．故人も余命を伝えられていましたか。

☐₁ 医師から伝えられていた
☐₂ 家族から伝えられていた
☐₃ 家族の判断で故人には伝えていなかった
☐₄ 故人の希望で伝えていなかった
☐₅ わからない
☐₆ その他
（具体的に　　　　　　　　　　）

副問⑤．あなたは故人の余命を知った後、故人とどのように過ごしましたか。（自由記述）

VI. 回答してくださる方（あなた）についてお聞きします。

問1. 故人は、あなたにとってどのような関係ですか。

- □₁ あなたの配偶者
- □₂ あなたの父親
- □₃ あなたの母親
- □₄ あなたの兄弟姉妹
- □₅ あなたの子（未成年）
- □₆ あなたの子（成年）
- □₇ あなたの義父
- □₈ あなたの義母
- □₉ その他（具体的に　　　　　　　　　　）

問2. あなたと故人とは、故人が亡くなる直前の1年間に同居していましたか。

- □₁ 1年間ずっと同居していた　　□₂ 1年間で同居していた時期があった　　□₃ 別居していた

問3. 現在、あなたの生計を支えているものはどれですか（一番よくあてはまるものに☑）。

- □₁ あなたが働いて得た収入
- □₂ 家族の収入や仕送り
- □₃ 年金
- □₄ 預貯金の取り崩し
- □₅ その他
  （具体的に　　　　　　　　　　　　）

問4. あなたの心配事や悩み事を聞いてくれたり、心の支えになってくれたりする人はいますか（あてはまるものすべてに☑）。

- □₁ 父親
- □₂ 母親
- □₃ 配偶者
- □₄ 子ども
- □₅ 恋人
- □₆ 親せき
- □₇ 兄弟・姉妹
- □₈ 友人・職場の同僚
- □₉ 職場の上司
- □₁₀ 近所・近隣の人
- □₁₁ 患者会
- □₁₂ 原告団
- □₁₃ 弁護団
- □₁₄ web上のコミュニティ
- □₁₅ 病院の医師
- □₁₆ 病院の看護師
- □₁₇ カウンセラー・臨床心理士
- □₁₈ 肝炎コーディネーター
- □₁₉ ソーシャルワーカー
- □₂₀ そのような人はいない
- □₂₁ その他
  （具体的に　　　　　　）

問5. 現在、あなたにとって生きる上での楽しみや支えになっているものは何でしょうか（あてはまるものすべてに☑）。

- □₁ 仕事
- □₂ 家族
- □₃ 恋人
- □₄ 友人
- □₅ 患者会活動
- □₆ 原告団活動
- □₇ 学校生活
- □₈ 趣味・スポーツ
- □₉ レジャー・旅行
- □₁₀ ペット
- □₁₁ 地域活動・ボランティア活動
- □₁₂ 宗教
- □₁₃ 特にない
- □₁₄ その他
  （具体的に　　　　　　　　　　）

7

問6．日ごろ、学校やお仕事以外に、社会活動や社会参加をしていますか。（あてはまるものすべてに☑）

- ☐₁ 趣味の集まりやサークル、おけいこごと
- ☐₂ シンポジウムや学習会、教養活動
- ☐₃ Ｂ型肝炎の活動や肝炎患者会の催し
- ☐₄ 町内会、PTA などの地域団体活動
- ☐₅ 宗教活動
- ☐₆ ボランティアなどの奉仕活動
- ☐₇ 特にない
- ☐₈ その他（具体的に　　　　　　　　　　　）

問7－1．あなたは現在、日常生活で悩みやストレスがありますか。

- ☐₁ ある
- ☐₂ ない

問7－2．それは、どのような原因ですか。あてはまるすべての原因の番号に☑をつけてください。その中で最も気になる原因の番号を番号記入欄に記入してください。

- ☐₁ 家族との人間関係
- ☐₂ 家族以外との人間関係
- ☐₃ 恋愛・性に関すること
- ☐₄ 結婚
- ☐₅ 離婚
- ☐₆ いじめ、セクシュアル・ハラスメント
- ☐₇ 生きがいに関すること
- ☐₈ 自由にできる時間がない
- ☐₉ 収入・家計・借金等
- ☐₁₀ 自分の病気や介護
- ☐₁₁ 家族の病気や介護
- ☐₁₂ 妊娠・出産
- ☐₁₃ 育児
- ☐₁₄ 家事
- ☐₁₅ 自分の学業・受験・進学
- ☐₁₆ 子どもの教育
- ☐₁₇ 自分の仕事
- ☐₁₈ 家族の仕事
- ☐₁₉ 住まいや生活環境
  （公害、安全及び交通事情を含む）
- ☐₂₀ その他（具体的に　　　　　　　　）
- ☐₂₁ わからない

最も気になる悩みやストレスの番号記入欄 ⟶ ☐ 番

168

問7－3. 悩みやストレスを、どのように相談していますか。あてはまるすべての番号に☑をつけてください。また、最も気になる悩みやストレスについてどのように相談していますか。あてはまる番号の主なものを2つまで番号記入欄に記入してください。

☐₁ 家族に相談している

☐₂ 友人・知人に相談している

☐₃ 患者会・患者に相談している

☐₄ 原告団・原告に相談している

☐₅ 職場の上司、学校の先生に相談している

☐₆ 公的な機関（保健所、福祉事務所、精神保健福祉センター等）の相談窓口（電話等での相談を含む）を利用している

☐₇ ソーシャルワーカー・相談員に相談している

☐₈ 民間の相談機関（悩み相談所等）の相談窓口（電話等での相談を含む）を利用している

☐₉ 病院・診療所の医師に相談している

☐₁₀ 肝炎コーディネーターに相談している

☐₁₁ テレビ、ラジオ、新聞等の相談コーナーを利用している

☐₁₂ 1～11以外で相談している（職場の相談窓口等）

☐₁₃ 相談したいが誰にも相談できないでいる

☐₁₄ 相談したいがどこに相談したらよいかわからない

☐₁₅ 相談する必要はないので誰にも相談していない

最も気になる悩みやストレスの相談状況の番号記入欄 ⟶ ☐☐ 番

9

Ⅶ．回答してくださるあなたの健康や生活についてお聞きします。

問1．あなたの健康状態は？（一番よくあてはまるものに☑をつけて下さい）

最高に良い	とても良い	良い	あまり良くない	良くない
▼	▼	▼	▼	▼
☐₁	☐₂	☐₃	☐₄	☐₅

問2．1年前と比べて、現在の健康状態はいかがですか（一番よくあてはまるものに☑をつけて下さい）。

1年前より、はるかに良い	1年前よりは、やや良い	1年前と、ほぼ同じ	1年前ほど、良くない	1年前より、はるかに悪い
▼	▼	▼	▼	▼
☐₁	☐₂	☐₃	☐₄	☐₅

問3．以下の質問は、日常よく行われている活動です。あなたは健康上の理由で、こうした活動をすることがむずかしいと感じますか。むずかしいとすればどのくらいですか（ア〜コまでのそれぞれの質問について、一番よくあてはまるものに☑をつけて下さい）。

	とてもむずかしい	すこしむずかしい	ぜんぜんむずかしくない
	▼	▼	▼
ア）激しい活動、例えば、一生けんめい走る、重い物を持ち上げる、激しいスポーツをするなど	☐₁	☐₂	☐₃
イ）適度の活動、例えば、家や庭のそうじをする、1〜2時間散歩するなど	☐₁	☐₂	☐₃
ウ）少し重い物を持ち上げたり、運んだりする（例えば買い物袋など）	☐₁	☐₂	☐₃
エ）階段を数階上までのぼる	☐₁	☐₂	☐₃
オ）階段を1階上までのぼる	☐₁	☐₂	☐₃
カ）体を前に曲げる、ひざまずく、かがむ	☐₁	☐₂	☐₃
キ）1キロメートル以上歩く	☐₁	☐₂	☐₃
ク）数百メートルくらい歩く	☐₁	☐₂	☐₃
ケ）百メートルくらい歩く	☐₁	☐₂	☐₃
コ）自分でお風呂に入ったり、着がえたりする	☐₁	☐₂	☐₃

問4．過去1ヵ月間に、仕事やふだんの活動（家事など）をするにあたって、<u>身体的な理由</u>で次のような問題がありましたか（ア～エまでのそれぞれの質問について、一番よくあてはまるものに☑をつけて下さい）。

	いつも	ほとんどいつも	ときどき	まれに	ぜんぜんない
	▼	▼	▼	▼	▼
ア）仕事やふだんの活動をする時間をへらした	□1	□2	□3	□4	□5
イ）仕事やふだんの活動が思ったほど、できなかった	□1	□2	□3	□4	□5
ウ）仕事やふだんの活動の内容によっては、できないものがあった	□1	□2	□3	□4	□5
エ）仕事やふだんの活動をすることがむずかしかった（例えばいつもより努力を必要としたなど）	□1	□2	□3	□4	□5

問5．過去1ヵ月間に、仕事やふだんの活動（家事など）をするにあたって、<u>心理的な理由</u>で（例えば、気分がおちこんだり不安を感じたりしたために）、次のような問題がありましたか（ア～ウまでのそれぞれの質問について、一番よくあてはまるものに☑をつけて下さい）。

	いつも	ほとんどいつも	ときどき	まれに	ぜんぜんない
	▼	▼	▼	▼	▼
ア）仕事やふだんの活動をする時間をへらした	□1	□2	□3	□4	□5
イ）仕事やふだんの活動が思ったほど、できなかった	□1	□2	□3	□4	□5
ウ）仕事やふだんの活動が、いつもほど、集中してできなかった	□1	□2	□3	□4	□5

問6．過去1ヵ月間に、家族、友人、近所の人、その他の仲間とのふだんのつきあいが、身体的あるいは心理的な理由で、どのくらい妨げられましたか（一番よくあてはまるものに☑をつけて下さい）。

ぜんぜん妨げられなかった	わずかに妨げられた	少し妨げられた	かなり妨げられた	非常に妨げられた
▼	▼	▼	▼	▼
□1	□2	□3	□4	□5

11

問7．過去1ヵ月間に、体の痛みをどのくらい感じましたか（一番よくあてはまるものに☑をつけて下さい）。

ぜんぜん なかった	かすかな 痛み	軽い痛み	中くらいの 痛み	強い痛み	非常に 激しい痛み
▼	▼	▼	▼	▼	▼
☐1	☐2	☐3	☐4	☐5	☐6

問8．過去1ヵ月間に、いつもの仕事（家事も含みます）が痛みのために、どのくらい妨げられましたか（一番よくあてはまるものに☑をつけて下さい）。

ぜんぜん 妨げられなかった	わずかに 妨げられた	少し 妨げられた	かなり 妨げられた	非常に 妨げられた
▼	▼	▼	▼	▼
☐1	☐2	☐3	☐4	☐5

問9．次にあげるのは、過去1ヵ月間に、あなたがどのように感じたかについての質問です（ア～ケまでのそれぞれの質問について、一番よくあてはまるものに☑をつけて下さい）。

	いつも	ほとんど いつも	ときどき	まれに	ぜんぜん ない
	▼	▼	▼	▼	▼
ア）元気いっぱいでしたか	☐1	☐2	☐3	☐4	☐5
イ）かなり神経質でしたか	☐1	☐2	☐3	☐4	☐5
ウ）どうにもならないくらい、気分がおちこんでいましたか	☐1	☐2	☐3	☐4	☐5
エ）おちついていて、おだやかな気分でしたか	☐1	☐2	☐3	☐4	☐5
オ）活力（エネルギー）にあふれていましたか	☐1	☐2	☐3	☐4	☐5
カ）おちこんで、ゆううつな気分でしたか	☐1	☐2	☐3	☐4	☐5
キ）疲れ果てていましたか	☐1	☐2	☐3	☐4	☐5
ク）楽しい気分でしたか	☐1	☐2	☐3	☐4	☐5
ケ）疲れを感じましたか	☐1	☐2	☐3	☐4	☐5

172

問１０．過去１ヵ月間に、友人や親せきを訪ねるなど、人とのつきあいが、身体的あるいは心理的な
理由で、時間的にどのくらい妨げられましたか（一番よくあてはまるものに☑をつけて下
さい）。

いつも	ほとんど いつも	ときどき	まれに	ぜんぜん ない
▼	▼	▼	▼	▼
☐₁	☐₂	☐₃	☐₄	☐₅

問１１．次にあげた各項目はどのくらいあなたにあてはまりますか（ア～エまでのそれぞれの質問
について、一番よくあてはまるものに☑をつけて下さい）。

	まったく そのとおり	ほぼ あてはまる	なんとも 言えない	ほとんど あてはまらない	ぜんぜん あてはまらない
	▼	▼	▼	▼	▼
ア）私は他の人に比べて病気に 　　なりやすいと思う	☐₁	☐₂	☐₃	☐₄	☐₅
イ）私は、人並みに健康である	☐₁	☐₂	☐₃	☐₄	☐₅
ウ）私の健康は、悪くなるような 　　気がする	☐₁	☐₂	☐₃	☐₄	☐₅
エ）私の健康状態は非常に良い	☐₁	☐₂	☐₃	☐₄	☐₅

Ⅷ．ご家族としてのご経験や、思いについてお聞きします。

問1．故人がB型肝炎ウイルスに感染されてから、どのくらいの期間、看病が必要でしたか
（複数回あるときには、その合計期間をご回答ください）。

- □₁ 1週間未満
- □₂ 1週間〜1ヶ月未満
- □₃ 1ヶ月〜3ヶ月未満
- □₄ 3ヶ月〜半年未満
- □₅ 半年〜1年未満
- □₆ 1年〜3年未満
- □₇ 3年〜5年未満
- □₈ 5年以上
- □₉ わからない

副問．そのうち、あなたが看病をした期間はどのくらいですか。

- □₁ 1週間未満
- □₂ 1週間〜1ヶ月未満
- □₃ 1ヶ月〜3ヶ月未満
- □₄ 3ヶ月〜半年未満
- □₅ 半年〜1年未満
- □₆ 1年〜3年未満
- □₇ 3年〜5年未満
- □₈ 5年以上
- □₉ そのような期間はなかった

問2．故人が体調を崩された時、あなたが故人のお世話をすることはありましたか。

- □₁ あなたが主に故人のお世話をしていた
- □₂ あなたや他の人が一緒にお世話をしていた
- □₃ 他の人が中心にお世話をしていたが、時折あなたも手伝った
- □₄ あなたがお世話をすることはあまりなかった
- □₅ その他（具体的に　　　　　　　　　　　　　　　　　）

問3．以下の経験について、あなたはどのくらい大変だと感じましたか。一番よくあてはまるものに☑
をつけてください（ご経験がない場合には「該当なし」に☑）。

	とても大変だった	やや大変だった	どちらともいえない	あまり大変でなかった	全く大変でなかった	経験がないのでわからない
1．故人の病態が悪化した時のお世話や看病	□₁	□₂	□₃	□₄	□₅	□₆ 該当なし
2．故人の医療費の負担	□₁	□₂	□₃	□₄	□₅	□₆ 該当なし
3．病院などへの送迎・付き添い	□₁	□₂	□₃	□₄	□₅	□₆ 該当なし
4．あなたの自由時間や就労の制限	□₁	□₂	□₃	□₄	□₅	□₆ 該当なし
5．裁判の資料集め	□₁	□₂	□₃	□₄	□₅	□₆ 該当なし
6．裁判をしてくれる弁護士探し	□₁	□₂	□₃	□₄	□₅	□₆ 該当なし

副問．その他に、大変だと感じたことがありましたら、ご自由にお書きください。

14

問4. 故人が感染していることによって、<u>故人が</u>差別されるのを見たり聞いたりしたことはありますか。

☐₁ ある ☐₂ ない

問5. 故人が感染していることを理由に、<u>あなたが</u>差別された経験はありますか。

☐₁ 何度か経験した ☐₂ 回数は少ないが経験した ☐₃ 経験はない

問6. あなたは、故人がB型肝炎であることによって、周囲から差別されるのではないかと不安に感じたことはありますか。

☐₁ よくある ☐₂ ときどきある ☐₃ どちらともいえない ☐₄ ほとんどない ☐₅ 全くない

問7. 故人がB型肝炎で亡くなったことを周囲に知られたくないという思いはありますか。

☐₁ おおいにある ☐₂ 少しある ☐₃ どちらともいえない ☐₄ ほとんどない ☐₅ 全くない

問8. 故人がB型肝炎であることに関連して、あなたが、人とのつき合いで困ったことはありましたか。

問9. お亡くなりになった後の1年間と、現在のお気持ちについておたずねします。故人を亡くされたことについて、以下のようなお気持ちはありますか（一番よくあてはまるところに☑。死別後、1年未満の方は、現在のお気持ちのみお答えください）。

	死別後の1年間					現在				
	とても感じた	やや感じた	どちらでもない	あまり感じなかった	全く感じなかった	とても感じる	やや感じる	どちらでもない	あまり感じない	全く感じない
悲しみ	☐1	☐2	☐3	☐4	☐5	☐1	☐2	☐3	☐4	☐5
後悔	☐1	☐2	☐3	☐4	☐5	☐1	☐2	☐3	☐4	☐5
怒り	☐1	☐2	☐3	☐4	☐5	☐1	☐2	☐3	☐4	☐5
くやしさ	☐1	☐2	☐3	☐4	☐5	☐1	☐2	☐3	☐4	☐5
孤独	☐1	☐2	☐3	☐4	☐5	☐1	☐2	☐3	☐4	☐5
自分を責める気持ち	☐1	☐2	☐3	☐4	☐5	☐1	☐2	☐3	☐4	☐5
納得できない思い	☐1	☐2	☐3	☐4	☐5	☐1	☐2	☐3	☐4	☐5

問10. あなたは、故人のお人柄や、思い出を誰かにお話しされることがありますか。

☐1 よくある　　☐2 ときどきある　　☐3 ほとんどない　　☐4 まったくない

「よくある」「ときどきある」とお答えになった方にお聞きします。		「ほとんどない」「まったくない」とお答えになった方にお聞きします。	
どなたとお話しされますか（あてはまるものすべてに☑）。	☐1 家族・親せき ☐2 故人の友人・知人 ☐3 あなたの友人 ☐4 近所の人 ☐5 原告団の患者さん ☐6 原告団のご遺族 ☐7 弁護士 ☐8 カウンセラー・臨床心理士 ☐9 ソーシャルワーカー ☐10 その他 （具体的に	お話しない理由はなぜですか（あてはまるものすべてに☑）。	☐1 話し相手がいない ☐2 話すとつらくなる ☐3 話しても意味がない ☐4 話したいと思わない ☐5 B型肝炎の話が出ることを避けたい ☐6 話したいが話せない ☐7 その他 （具体的に

16

176

問11．故人はどのような人でしたか。現在、あなたにとってどのような存在ですか。

問12．あなたが故人をおもって、なさっていることはありますか。お墓まいりや、同じような境遇の
人の支援活動など、どのようなことでも構いませんのでご記入ください。

問13. 故人の感染判明から今までに、**あなたには**どのような変化がありましたか。1）～10）のそれぞれの質問について、お答えください。

1）故人の感染判明から今までに、あなたの精神的な強さは

□1 ……………… □2 ……………… □3 ……………… □4 ……………… □5
弱くなった　　　どちらかと言えば　　どちらとも　　　どちらかと言えば　　強くなった
　　　　　　　　弱くなった　　　　　言えない　　　　強くなった

2）故人の感染判明から今までに、人生を乗り越えていく自信は

□1 ……………… □2 ……………… □3 ……………… □4 ……………… □5
減った　　　　　どちらかと言えば　　どちらとも　　　どちらかと言えば　　増えた
　　　　　　　　減った　　　　　　　言えない　　　　増えた

3）故人の感染判明から今までに、新しい生きがいや人生のたのしみは

□1 ……………… □2 ……………… □3 ……………… □4 ……………… □5
まったく　　　　ほとんど　　　　　少し　　　　　　かなり　　　　　　おおいに
得られていない　得られていない　　得られた　　　　得られた　　　　　得られた

4）故人の感染判明から今までに、人や社会のために役に立ちたいという思いは

□1 ……………… □2 ……………… □3 ……………… □4 ……………… □5
弱くなった　　　どちらかと言えば　　どちらとも　　　どちらかと言えば　　強くなった
　　　　　　　　弱くなった　　　　　言えない　　　　強くなった

5）故人の感染判明から今までに、何事に対しても

□1 ……………… □2 ……………… □3 ……………… □4 ……………… □5
悪い方向に考える　どちらかと言えば　どちらとも　　　どちらかと言えば　　良い方向に考える
ようになった　　　悪い方向に考える　言えない　　　　良い方向に考える　　ようになった
　　　　　　　　　ようになった　　　　　　　　　　　ようになった

6）故人の感染判明から今までに、1日1日を過ごしていくことに対して

□1 ……………… □2 ……………… □3 ……………… □4 ……………… □5
どうでも　　　　どちらかと言えば　　どちらとも　　　どちらかと言えば　　大切に感じるよう
よくなった　　　どうでもよくなった　言えない　　　　大切に感じるよう　　になった
　　　　　　　　　　　　　　　　　　　　　　　　　になった

7）故人の感染判明から今までに、家族との絆（関係）は

□1 ……………… □2 ……………… □3 ……………… □4 ……………… □5
弱くなった　　　どちらかと言えば　　どちらとも　　　どちらかと言えば　　強くなった
　　　　　　　　弱くなった　　　　　言えない　　　　強くなった

8）故人の感染判明から今までに、友人との絆（関係）は

□1 ……………… □2 ……………… □3 ……………… □4 ……………… □5
弱くなった　　　どちらかと言えば　　どちらとも　　　どちらかと言えば　　強くなった
　　　　　　　　弱くなった　　　　　言えない　　　　強くなった

9）故人の感染判明から今までに、被害を受けていなければ得られなかったような、信頼できる友人や知人は

□1 ……………… □2 ……………… □3 ……………… □4 ……………… □5
まったく　　　　ほとんど　　　　　少し　　　　　　かなり　　　　　　おおいに
得られていない　得られていない　　得られた　　　　得られた　　　　　得られた

10）故人の感染判明から今までに、あなたの生活は

□1 ……………… □2 ……………… □3 ……………… □4 ……………… □5
健康に注意を　　どちらかと言えば　　どちらとも　　　どちらかと言えば　　健康に注意を
払わなくなった　健康に注意を払わ　　言えない　　　　健康に注意を払う　　払うようになった
　　　　　　　　なくなった　　　　　　　　　　　　ようになった

18

問14. 以下の1）〜13）の各問いは1〜7の数字いずれかで答えるようになっています。「1」は左側の意見にあてはまる場合に、「7」は右側の意見にあてはまる場合に、1でも7でもないように感じる場合は、あなたのお気持ちを最もよく表す数字1つに☑をつけてください。

1）あなたは、自分のまわりで起こっていることがどうでもいい、という気持になることがありますか。

まったくない ☐₁ ☐₂ ☐₃ ☐₄ ☐₅ ☐₆ ☐₇ とてもよくある

2）あなたは、これまでに、良く知っていると思っていた人の、思わぬ行動に驚かされたことがありますか。

まったくなかった ☐₁ ☐₂ ☐₃ ☐₄ ☐₅ ☐₆ ☐₇ いつもそうだった

3）あなたは、あてにしていた人にがっかりさせられたことがありますか。

まったくなかった ☐₁ ☐₂ ☐₃ ☐₄ ☐₅ ☐₆ ☐₇ いつもそうだった

4）今まであなたの人生には……。（左右2つの意見をお読みください。）

明確な目標や目的は全くなかった ☐₁ ☐₂ ☐₃ ☐₄ ☐₅ ☐₆ ☐₇ とても明確な目標や目的があった

5）あなたは、不当な扱いを受けているという気持ちになることがありますか。

とてもよくある ☐₁ ☐₂ ☐₃ ☐₄ ☐₅ ☐₆ ☐₇ まったくない

6）あなたは、不慣れな状況の中にいると感じ、どうすればよいのかわからないと感じることがありますか。

とてもよくある ☐₁ ☐₂ ☐₃ ☐₄ ☐₅ ☐₆ ☐₇ まったくない

7）あなたが毎日していることは……。（左右2つの意見をお読みください。）

喜びと満足を与えてくれる ☐₁ ☐₂ ☐₃ ☐₄ ☐₅ ☐₆ ☐₇ つらく退屈である

8）あなたは、気持ちや考えが非常に混乱することがありますか。

とてもよくある ☐₁ ☐₂ ☐₃ ☐₄ ☐₅ ☐₆ ☐₇ まったくない

9）あなたは、本当なら感じたくないような感情をいだいてしまうことがありますか。

とてもよくある □₁ □₂ □₃ □₄ □₅ □₆ □₇ まったくない

10）どんな強い人でさえ、ときには「自分はダメな人間だ」と感じることがあるものです。あなたは、これまで「自分はダメな人間だ」と感じたことがありますか。

まったくなかった □₁ □₂ □₃ □₄ □₅ □₆ □₇ いつもそうだった

11）何かが起きたとき、ふつう、あなたは……。（左右２つの意見をお読みください。）

そのことを過大に評価したり、
過小に評価してきた □₁ □₂ □₃ □₄ □₅ □₆ □₇ 適切な見方をしてきた

12）あなたは、日々の生活で行っていることにほとんど意味がない、と感じることがありますか。

とてもよくある □₁ □₂ □₃ □₄ □₅ □₆ □₇ まったくない

13）あなたは、自制心を保つ自信がなくなることがありますか。

とてもよくある □₁ □₂ □₃ □₄ □₅ □₆ □₇ まったくない

IX．全員の方にお聞きします。

問１．あなたの性別に☑をつけてください。

□₁ 男性　　　　□₂ 女性

問２．あなたの年齢をご記入ください。

[　　　　　] 歳

問３．あなたがお住まいの地域をご記入ください。

[　　　　　]（都，道，府，県）　[　　　　　]（市，区，郡）

問4−1．あなたが、一緒にお住まいで、生計をともにしている方（世帯員）は、何人ですか。

あなたを含めて _____ 人

問4−2．あなたは現在、どなたかと同居されていますか（あてはまる方すべてに☑）。

- ☐ 1 一人暮らし
- ☐ 2 あなたの配偶者
- ☐ 3 あなたの父親
- ☐ 4 あなたの母親
- ☐ 5 あなたの兄弟姉妹（　　）人
- ☐ 6 あなたの子（未成年）（　　）人
- ☐ 7 あなたの子（成年）（　　）人
- ☐ 8 あなたの義父
- ☐ 9 あなたの義母
- ☐ 10 その他

具体的に _____

問5．あなたの住居の種類を教えてください。

- ☐ 1 持ち家
- ☐ 2 民間賃貸住宅
- ☐ 3 社宅・公務員住宅等の給与住居
- ☐ 4 都市再生機構・公社等の公営賃貸住宅
- ☐ 5 その他　（具体的に _____ ）

問6．あなたは現在、お仕事をされていますか（一番よくあてはまるものに☑）。

- ☐ 1 正社員などの正規雇用
- ☐ 2 派遣社員・契約社員・嘱託など非正規雇用
- ☐ 3 自営
- ☐ 4 パート・アルバイト
- ☐ 5 専業主婦（主夫）
- ☐ 6 学生
- ☐ 7 無職
- ☐ 8 その他

具体的に _____

問7．世帯の年収（手取り）は、大体どのくらいですか。差しつかえない範囲でお聞かせください。

- ☐ 1 0〜100万未満
- ☐ 2 100万〜200万未満
- ☐ 3 200万〜300万未満
- ☐ 4 300万〜400万未満
- ☐ 5 400万〜500万未満
- ☐ 6 500万〜600万未満
- ☐ 7 600万〜800万未満
- ☐ 8 800万〜1000万未満
- ☐ 9 1000万以上

問8．現在の暮らしの状況を総合的にみて、どう感じていますか。

大変苦しい	やや苦しい	普通	ややゆとりがある	大変ゆとりがある
▼	▼	▼	▼	▼
☐ 1	☐ 2	☐ 3	☐ 4	☐ 5

問9．今後の経済的な暮らし向きについて、不安を感じますか。

とても不安	やや不安	どちらでもない	あまり不安でない	全く不安でない
▼	▼	▼	▼	▼
□1	□2	□3	□4	□5

問10．あなたの最終学歴を教えてください。

□1 中学　　□3 専門学校・専修学校　　□5 大学　　□7 その他
□2 高校　　□4 短大・高専　　　　　　□6 大学院　（具体的に　　　　　　　　　）

問11．あなたは、Ｂ型肝炎ウイルスに持続感染（６か月以上継続した感染）していますか。

□1 感染している　　　　□2 感染していない　　　　□3 わからない

Ⅹ．今後の支援についてお聞きします。

問1．ご遺族として、望むことはどのようなことですか（あてはまるものすべてに☑）。

□1 遺族への経済的な支援　　□4 遺族同士の交流会　　□6 その他
□2 遺児育英奨学金　　　　　□5 特にない
□3 遺族へのカウンセリング
（具体的に　　　　　　　　　）

問2．国や社会に望むのはどのようなことですか（あてはまるものすべてに☑）。

□1 医療費助成　　　　□4 真相究明・情報提供　　□7 医療従事者などへの教育
□2 差別・偏見の除去　□5 肝炎の治療法の進歩　　□8 特にない
□3 被害の再発防止　　□6 若い人への教育　　　　□9 その他（具体的に　　　　　　　　）

問3．今後の被害救済や支援について、ご意見がありましたら、ぜひご記入ください。

XI．最後に、ご自由に意見やお気持ちをお書きください。

※うらもお使い下さい。

たくさんの質問にお答えいただき、ありがとうございました。

お手数ですが、記入もれがないか今一度ご確認いただければ幸いです。

資料3　学生用調査票（事前・事後）

事前　以下の問いを読み、該当する番号に○をつけてください。

1. 今日の授業内容に興味があり、積極的に参加したいと思う。
　　1.強く思う　2.少し思う　3.どちらともいえない　4.あまり思わない　5.全く思わない　6.わからない

2. 自分の身の回りにB型肝炎ウイルスに感染した人や患者がいると思う
　　1.強く思う　2.少し思う　3.どちらともいえない　4.あまり思わない　5.全く思わない　6.わからない

3. 日本では、集団予防接種でB型肝炎に感染した被害者が少なくとも50万人前後いると思う。
　　1.強く思う　2.少し思う　3.どちらともいえない　4.あまり思わない　5.全く思わない　6.わからない

4. 標準的予防策（スタンダードプリコーション）は、B型肝炎だけでなく、すべての感染予防に重要だと思う。
　　1.強く思う　2.少し思う　3.どちらともいえない　4.あまり思わない　5.全く思わない　6.わからない

5. 正直、自分もB型肝炎ウイルスに感染した人への、偏見や差別感があると思う。
　　1.強く思う　2.少し思う　3.どちらともいえない　4.あまり思わない　5.全く思わない　6.わからない

6. 今日の授業は、自分にとって役に立つと思う。
　　1.強く思う　2.少し思う　3.どちらともいえない　4.あまり思わない　5.全く思わない　6.わからない

7. B型肝炎ウイルスは、血液検査では感染しているかどうかが分からないと思う。
　　1.強く思う　2.少し思う　3.どちらともいえない　4.あまり思わない　5.全く思わない　6.わからない

8. B型肝炎ウイルスに感染しているか、一度は検査をした方が良いと思う。
　　1.強く思う　2.少し思う　3.どちらともいえない　4.あまり思わない　5.全く思わない　6.わからない

9. 今日の授業内容を理解できて、今後の自信になると思う。
　　1.強く思う　2.少し思う　3.どちらともいえない　4.あまり思わない　5.全く思わない　6.わからない

10. B型肝炎ウイルスの感染を、差別を恐れて周囲に言えず、苦しんでいる人がいると思う。
　　1.強く思う　2.少し思う　3.どちらともいえない　4.あまり思わない　5.全く思わない　6.わからない

11. B型肝炎ウイルスは、感染している人とのカミソリやピアスの共用で感染することがあると思う。
　　1.強く思う　2.少し思う　3.どちらともいえない　4.あまり思わない　5.全く思わない　6.わからない

12. B型肝炎ウイルスは、以前は母子感染を防止する方法がなかったと思う。
　　1.強く思う　2.少し思う　3.どちらともいえない　4.あまり思わない　5.全く思わない　6.わからない

13. B型肝炎ウイルスに感染した人のために、自分たちに出来ることがあると思う。
　　1.強く思う　2.少し思う　3.どちらともいえない　4.あまり思わない　5.全く思わない　6.わからない

14. 今日の授業で、B型肝炎について学べることを、良かったと思う。
　　1.強く思う　2.少し思う　3.どちらともいえない　4.あまり思わない　5.全く思わない　6.わからない

15. 今日の授業に関して感じていることを自由にお書きください。（ウラも使用可）

　あなたに該当するものを○で囲んでください。　　（1・2・3・4）年　（社福・経済・子ども・国際）　（男・女）
　B型肝炎被害に関する講義を受けましたか？（　）受けてない・（　）1度受けた・（　）2度受けた・（　）3度以上受けた

以下の問いを読み、該当する番号に○をつけてください。 **事後**

1. 今日の授業内容に興味があったので、積極的に参加できたと思う。
   1.強く思う　2.少し思う　3.どちらともいえない　4.あまり思わない　5.全く思わない　6.わからない

2. 自分の身の回りにＢ型肝炎ウイルスに感染した人や患者がいると思う
   1.強く思う　2.少し思う　3.どちらともいえない　4.あまり思わない　5.全く思わない　6.わからない

3. 日本では、集団予防接種でＢ型肝炎に感染した被害者が少なくとも50万人前後いると思う。
   1.強く思う　2.少し思う　3.どちらともいえない　4.あまり思わない　5.全く思わない　6.わからない

4. 標準的予防策（スタンダードプリコーション）は、Ｂ型肝炎だけでなく、すべての感染予防に重要だと思う。
   1.強く思う　2.少し思う　3.どちらともいえない　4.あまり思わない　5.全く思わない　6.わからない

5. 正直、自分もＢ型肝炎ウイルスに感染した人への、偏見や差別感があると思う。
   1.強く思う　2.少し思う　3.どちらともいえない　4.あまり思わない　5.全く思わない　6.わからない

6. 今日の授業は、自分にとって役に立ったと思う。
   1.強く思う　2.少し思う　3.どちらともいえない　4.あまり思わない　5.全く思わない　6.わからない

7. Ｂ型肝炎ウイルスは、血液検査では感染しているかどうかが分からないと思う。
   1.強く思う　2.少し思う　3.どちらともいえない　4.あまり思わない　5.全く思わない　6.わからない

8. Ｂ型肝炎ウイルスに感染しているか、一度は検査をした方が良いと思う。
   1.強く思う　2.少し思う　3.どちらともいえない　4.あまり思わない　5.全く思わない　6.わからない

9. 今日の授業内容を理解できたので、今後の自信になったと思う。
   1.強く思う　2.少し思う　3.どちらともいえない　4.あまり思わない　5.全く思わない　6.わからない

10. Ｂ型肝炎ウイルスの感染を、差別を恐れて周囲に言えず、苦しんでいる人がいると思う。
    1.強く思う　2.少し思う　3.どちらともいえない　4.あまり思わない　5.全く思わない　6.わからない

11. Ｂ型肝炎ウイルスは、感染している人とのカミソリやピアスの共用で感染することがあると思う。
    1.強く思う　2.少し思う　3.どちらともいえない　4.あまり思わない　5.全く思わない　6.わからない

12. Ｂ型肝炎ウイルスは、以前は母子感染を防止する方法がなかったと思う。
    1.強く思う　2.少し思う　3.どちらともいえない　4.あまり思わない　5.全く思わない　6.わからない

13. Ｂ型肝炎ウイルスに感染した人のために、自分たちに出来ることがあると思う。
    1.強く思う　2.少し思う　3.どちらともいえない　4.あまり思わない　5.全く思わない　6.わからない

14. 今日の授業で、Ｂ型肝炎について学べたことを、良かったと思う。
    1.強く思う　2.少し思う　3.どちらともいえない　4.あまり思わない　5.全く思わない　6.わからない

15. 今日の授業に関して感じていることを自由にお書きください。

20151104

参考文献

内田博文（2006）『ハンセン病検証会議の記録——検証文化の定着を求めて』明石書店

岡多枝子・三並めぐる・張あかり（2012）「B型肝炎患者のエンパワメント」『教職課程研究論集教職課程年報』2012（11）

岡多枝子・三並めぐる（2013）「集団予防接種によるB型肝炎感染被害者遺族の悲嘆」『日本福祉大学研究紀要』2013、9月

奥泉尚洋・安井重裕（2004）「北海道B型肝炎訴訟の報告」『日本の科学者』39（6）322-327

奥泉尚洋（2007）「完全救済に向けてB型肝炎訴訟・最二小判」『法学セミナー』52（2）26-29

奥泉尚洋・久野華代（2015）『B型肝炎——なぜここまで広がったのか』岩波ブックレット

片平洌彦ら「薬害肝炎の経過と被害の実態」『薬害肝炎とのたたかい——350万人の願いをかかげて』桐書房

川喜田二郎（1967）『発送法——創造性開発のために』中公新書

川喜田二郎（1970）『続・発想法—— KJ法の展開と応用』中公新書

川喜田二郎（1986）『KJ法——渾沌をして語らしめる』中央公論社

桑畑洋一郎（2013）『ハンセン病者の生活実践に関する研究』風間書房

厚生労働省（2014）「平成26年版　厚生白書　第1章 我が国における健康をめぐる施策の変遷」

国立がん研究センター（2008）「全がん協加盟施設の生存率協同調査」（2001-2003年症例）

杉村春三（2007）『新版　癩と社会福祉——らい予防法廃止50年前の論考』金壽堂出版

集団予防接種等によるB型肝炎感染拡大の検証及び再発防止に関する研究班（2013）「平成24年度厚生労働科学研究　集団予防接種等によるB型肝炎感染拡大の検証及び再発防止に関する研究報告書」

関由起子ら（2000）「日本の薬害HIV感染者への告知に関する実態と問題点」『保健医療社会学論集』11、58-68

瀬戸信一郎（2001）「薬害HIV感染被害者から見た「当事者参加型リサーチ」」『保健医療社会学論集』12（2）19-24

田辺繁治（2008）『ケアのコミュニティ——北タイのエイズ自助グループが切り開くもの』岩波書店

新山智基（2011）『世界を動かしたアフリカのHIV陽性者運動——生存の視座から』生活書院

薬害肝炎全国弁護団編（2012）『薬害肝炎裁判史』日本評論社

山崎喜比古・瀬戸信一郎編（2000）『HIV感染被害者の生存・生活・人生——当事者参加型リサーチから』有信堂

山崎喜比古・井上洋士編（2008）『薬害HIV感染被害者遺族の人生——当事者参加型リサーチから』東京大学出版会

与芝真彰（2011）『B型肝炎訴訟——逆転勝訴の論理』かまくら春秋社

渡邉知行（2001）「予防接種B型肝炎訴訟における因果関係の認定——札幌訴訟を巡って」『現代法学』（2）3-33

あとがき

　本書は、私たち研究班の3年に渡る研究期間の成果を元に編集されています。手探り状態で研究を進めてきましたが、ここまでたどり着けましたのは、B型肝炎の当事者、そしてそのご家族、原告団の弁護士や肝臓専門医など、多くの関係者の方々の惜しみないご協力の賜物だと考えています。研究班は、これらの方々を交えて、東京、大阪、長野、愛知などで会合を重ねてきました。また、日本福祉大学、長野大学では、患者講義や遺族講義を開催し、学生たちの大きな学びの場となりました。参加した学生からも多くの意見をもらうことができました。研究班は、多くの方々との対話を通して、HBV被害の実態について学びそして考えることができました。本書もここから生まれています。

　被害の実態については、おおよそ見えてきましたが、3年という限られた期間と、調査の特性からくる限界から、まだまだ全容が明らかになったとは言えません。課題も多くあります。それでも、本書の成果を一つの踏み台にして、今後さらに調査・研究を続けていくことができます。関心のある方々の研究の一助になればと思います。また本書を偶然読まれた方々は、HBV被害がもたらした問題を、ご自身の問題として、ぜひ受け止めていただければと思います。

　本書の出版にあたり、当事者の皆さんにはたいへんお世話になりました。調査・研究を離れても、多くのことを学ぶことができました。本書はその学んだことのお返事です。ご意見・ご批判をいただければ幸いです。目下の出版事情の中、明石書店の大江道雅社長には出版の機会を与えていただき、また編集担当の閏月社徳宮峻氏には企画段階から出版まで適切なご助言をいただき感謝いたします。

　本書は、一般財団法人北海道肝炎訴訟オレンジ基金の助成をいただき出版することができました。

　奥泉尚洋弁護士をはじめ関係の皆様に感謝いたします。

＊本研究は、厚生労働科学研究費（研究課題：集団予防接種等によるHBV感染拡大の真相究明と被害救済に関する調査研究（課題番号：H25－新興－指定－011）平成25年度研究代表：山崎喜比古〔日本福祉大学〕、平成26・27年度研究代表：岡多枝子〔日本福祉大学〕による研究成果の一部です。日本福祉大学社会福祉学部・子ども発達学部の受講学生およびゲスト講師（中島康之弁護士・勝俣彰仁弁護士はじめ弁護士の皆様、当事者の皆様）、講義・ゼミ担当教員（片山善博、横山由香里、小松理佐子、岡多枝子）はじめ関係各位のご協力を得て実施しました。協力頂いた方々に深く御礼申し上げます。

［執筆者紹介］

岡多枝子（おか・たえこ）人間環境大学松山看護学部教授

　＊編者＊まえがき、第1章、第2章、第4章、第5章

　東洋大学大学院社会学研究科博士課程修了。博士（社会福祉学）。小・中・高校養護教諭・教諭、日本福祉大学准教授・教授を経て現職。『青年期に福祉を学ぶ──福祉系高校の職業的及び教育的レリバンス』（学文社、2015）

片山善博（かたやま・よしひろ）日本福祉大学社会福祉学部教授

　＊編者＊第3章、第4章、第5章、あとがき

　一橋大学大学院社会学研究科博士課程満期退学。博士（社会学）一橋大学社会学部助手、東京農工大学非常勤講師等を経て現職。『差異と承認──共生理念の構築を目指して』（創風社、2007）

三並めぐる（みなみ・めぐる）人間環境大学松山看護学部教授

　＊編者＊第2章、第5章

　愛媛大学連合大学院農学研究科修了。博士（学術）。小児病棟看護師、高等学校養護教諭、福岡県立大学看護学部講師、広島国際大学看護学部教授を経て現職。小児と家族の健康に関する研究に従事。

越田明子（こしだ・あきこ）長野大学社会福祉学部教授

　＊第1章、第2章、第5章

　東洋大学大学院福祉社会デザイン研究科社会福祉学専攻博士後期課程満期退学。修士（社会学）。東京大学医学部附属看護学校講師、鹿児島国際大学福祉社会学部講師、長野大学社会福祉学部准教授を経て現職。

時本ゆかり（ときもと・ゆかり）大阪人間科学大学人間科学部准教授

　＊第2章、第5章

　関西福祉科学大学大学院社会福祉学研究科博士前期課程修了。修士（臨床福祉学修士）。高齢者福祉施設職員、介護福祉士養成施設教員を経て現職。高齢期の福祉問題に関する研究に従事。

横山由香里（よこやま・ゆかり）日本福祉大学社会福祉学部准教授

　＊第3章、第5章

　東京大学大学院医学系研究科博士課程修了。博士（保健学）。日本学術振興会特別研究員、岩手医科大学医学部公衆衛生学講座助教を経て現職。人とのつながりと健康に関する研究に従事。

B型肝炎被害とは何か
感染拡大の真相と被害者救済

2019 年 12 月 25 日 初版第 1 刷発行

編　者	岡　　多枝子
	片　山　善　博
	三　並　めぐる
発行者	大　江　道　雅
発行所	株式会社 明石書店

〒101-0021 東京都千代田区外神田 6-9-5
電　話　03 (5818) 1171
ＦＡＸ　03 (5818) 1174
振　替　00100-7-24505
http://www.akashi.co.jp

装幀	明石書店デザイン室
編集／組版	有限会社閏月社
印刷／製本	モリモト印刷株式会社

（定価はカバーに表示してあります）

ISBN978-4-7503-4922-0

〈価格は本体価格です〉